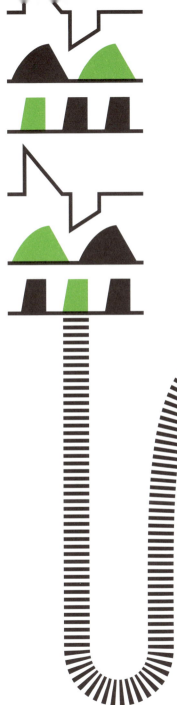

人工呼吸器の本
エッセンス
The Ventilator Book

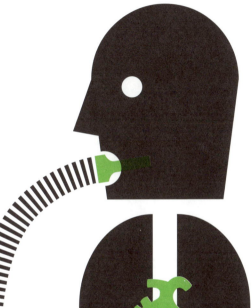

William Owens, MD 著
Associate Professor of Clinical Medicine
Division Chief for Pulmonary, Critical Care, and Sleep Medicine
Palmetto Health-USC Medical Group
University of South Carolina School of Medicine
Columbia, South Carolina, USA

田中竜馬 訳
Medical Director, Intensive Care Unit
Pulmonary & Critical Care Medicine
Intermountain LDS Hospital
Salt Lake City, Utah, USA

メディカル・サイエンス・インターナショナル

*To Lorien, my best friend and wife,
And to William, Zachary, and Amelia*

Authorized translation of the original English edition,
"The Ventilator Book", First Edition
by William Owens

Copyright © 2012 by William Owens
All rights reserved.

© First Japanese Edition 2018 by Medical Sciences International, Ltd., Tokyo

Printed and Bound in Japan

謝 辞

　集中治療室で私が指導している研修医や医学生に刺激され，この本を執筆した。私にとって非常に興味深い題材を彼らが理解する助けとなるガイドを提供するのが，本書の目的である。

　集中治療についての知識を私に授けてくれた恩師，ルイジアナ州バトン・ルージュのReza Sheybani医師とNelson Perret医師，フロリダ州タンパのHans Schweiger医師にまず感謝を捧げる。最初に診療する機会を与えてくれ，仕事を教えてくれたことを，Shawn Chillag医師とJames A. Barker医師に感謝する。よき友人で同僚の呼吸療法士David Dunlapは，患者のためになるならいつも新しいことに挑戦する気でいる。彼は私がよき医師になるよういつも刺激してくれる。

　すばらしい義弟のMichael Ferlauto医師には，手伝ってくれたことと，妹Kateのすばらしい夫でいてくれることに感謝する。妻のLorienは執筆を通して常に傍にいてくれた。彼女は私の編集者であり，デザイナーであり，フェイスブック技術者であり，一番愛する人だ。

　最後に，私がしてきたことはすべて，私の両親Ben OwensとPatricia Owensの愛情と教育があったから可能になった。

訳者序文

　初めて触るとき，人工呼吸器ってなんだか得体が知れなくておっかないですよね。人工呼吸器についてしっかり勉強したくても，次から次へと重症患者さんが来たりトラブルが起こったりして，そんなヒマがないままなんとなく過ごしたりしていないですか？　いきなり専門的でややこしいことを言われても困るけど，必要なことは（短時間で）きっちり知っておきたい，という全世界共通の悩みに答えるために，サウスカロライナ大学集中治療科のWilliam Owens先生が書かれたのがこの本です。

　本書の前半部分はハウツーガイドです。すぐに初期設定をしなければならないとき，血液ガスの結果を見て設定調節をしなければならないとき，トラブルに遭遇したときにすぐ使える重要なポイントが簡潔にまとめられています。とりあえずここを読めば緊急事態を乗り切れます。

　急場をしのいでちょっと落ち着いたあと，根拠を理解して自分で考えられるようになりたい，となると今度は後半部分を読みます。人工呼吸器の各モードや設定，HFOVやAPRVの使い方，離脱の方法や離脱できないときの考え方について，臨床に役立つ実践的な内容が記載されています。それぞれのチャプターは「15〜20分で読めるようにした」というだけあって，非常に短くまとまっていますが，だからといって情報が少ないわけではありません。簡潔な中にも人工呼吸管理で知っておくべき生理学についてきっちりみっちり解説しているというスゴ本なのです。

　すでに本書を購入して下さった方，あるいは書店でちょっと手に取ってみてこの前書きをご覧の方は，まずchapter 4の「人工呼

吸器の十一戒」を読んでみて下さい．

　「人工呼吸器は単なる補助の手段であり，それ自体が病気をよくすることはない．」

　「完璧な血液ガスなどというのは想像上の生き物であり，追い求めるべきではない．」

といった，人工呼吸管理の根底にある考え方が 11 項目にまとまっています．人工呼吸器は，どんなに上手く使っても，それ自体が患者さんの肺を良くするわけではありません．自力で呼吸を維持できないときの手助けであり，逆に使い方次第では肺を悪くすることもある必要悪なのです．と考えると，血液ガスを正常にしようと無理な設定にしたりせず，自力で呼吸できるようになれば（SBT で判定して）すぐに人工呼吸器から離脱する，というのもよくわかります．

　本書を読んで，人工呼吸器についてはだいぶわかってきた，ちょっと自信がついた，もっと学びたい，という方はどうすれば良いでしょう？　ご安心下さい．そういう方のために Owens 先生は続編の "The Advanced Ventilator Book"* も用意して下さっています．ぜひそちらもどうぞ．

　それでは，人工呼吸器についてさくっと簡潔に，それでいて使える知識を身につけてみましょう．

2018 年 1 月

田中 竜馬

＊編集部注：2018 年 2 月現在，邦訳版を制作中．2018 年 6 月に『人工呼吸器の本　アドバンス』（メディカル・サイエンス・インターナショナル）として発刊予定．

はじめに

　午前3：30の集中治療室。救急室から患者が入室してきた。若い男性，突然発症の発熱，悪寒戦慄，呼吸困難。救急室で気管挿管されたが，人工呼吸器のアラームがイライラするくらい頻回に鳴っている。胸部X線の所見はひどく悪く，肺野全体に浸潤影が広がっている。ICUの呼吸療法士がこっちを見て尋ねる。患者が到着してからいつ聞かれるかとビクビクしていた問いだ。「先生，人工呼吸器設定はどうしますか？」
　ICUで過ごす時間の長い我々にとってこれはおなじみの状況で，研修医なら研修中に必ず一度は経験する。人工呼吸器はおっかない。独自の（必ずしも理屈に合わない）用語があり，生命維持装置であり，間違って使うと重大な結果につながる。しかも，人工呼吸器を使う医療者たちは，人工呼吸器がやっていることをよくわからない言葉で話す。これでは非常に優秀な研修医や医学生であっても混乱してしまう。
　さらに悪いことに，忙しい医師が人工呼吸器をどう調節すべきかさっと調べようとしても，実用的な資料はあまりない。勘違いしないでほしいのだが，人工呼吸器についての優れた教科書はいくらでもある。そして時間さえあれば，これらの教科書は大いに読む価値がある。問題は「時間があれば」という部分である。図書館で午後いっぱい過ごす時間があるのなら，従圧式換気の利点と欠点について本を100ページ読むのもよいだろう。しかし，忙しいICUで患者を診ているときには，これはまったく非現実的である。こんなときに必要なのはハウツーガイドで，だから私はこの本を書くことにした。私1人で書いているので，書いてあることにはもちろ

んバイアスがある。まあ，あまりなければよいと願ってはいるが。ともかく，本書に書いた方法が完璧に客観的で事実にのみ基づいている，などと考えるのは妄想が過ぎるというものだ。医療に携わる者は誰でもそうだが，私の診療は私自身の逸話や経験で成り立っている。

このユーザーマニュアルの前半は，すばやく正しい決断を下す手助けをするためのものである。臨床での問題についてそれぞれの対処法を示していて，時間がないときに使えるようになっている。前半の締めくくりとして，「人工呼吸器の十一戒」を載せてある。

後半は人工呼吸器について説明するのを目的としている。それぞれのchapterは，15〜20分以内に読めるよう短くしてある。ここを読めば，人工呼吸器用語を理解できるようになり，人工呼吸器がどのように機能するのかとか，集中治療医はどのような根拠に基づいて診療しているのかといった理屈を理解できるようになる。

ここで1つ言っておかなければならないことがある。本書にはすばらしいアドバイスが溢れるほどたくさん載っているが，実際の患者にすべてぴったり当てはまるわけではない。「患者は医学書を読まない」とスタッフ医師から聞いたことがあるだろうか？　それは正しい。どの患者にもその患者独自の治療法が必要になる。あなたは信じないかもしれないが，弁護士にそう言われたから書いているわけではなく，これは「常識」ってやつだ。

目次

人工呼吸器の考え方 1

How to Guide 5

chapter 1 初期設定 7
chapter 2 設定調節 13
chapter 3 トラブルシューティング 15
chapter 4 人工呼吸器の十一戒 19

Owner's Manual 27

chapter 5 急性呼吸不全 29
chapter 6 アシスト／コントロール換気 45
chapter 7 同期式間欠的強制換気 55
chapter 8 プレッシャーサポート換気 59
chapter 9 PEEPとCPAP 65
chapter 10 トリガーと流量 69
chapter 11 高頻度振動換気 77
chapter 12 気道圧開放換気 83
chapter 13 人工呼吸器離脱 91
chapter 14 遷延性呼吸不全 97

付録：使える知識 107

参考文献 111

索引 113

注　意

本書に記載した情報に関しては，正確を期し，一般臨床で広く受け入れられている方法を記載するよう注意を払った。しかしながら，訳者・著者ならびに出版社は，本書の情報を用いた結果生じたいかなる不都合に対しても責任を負うものではない。本書の内容の特定な状況への適用に関しての責任は，医師各自のうちにある。

　訳者・著者ならびに出版社は，本書に記載した薬物の選択，用量については，出版時の最新の推奨，および臨床状況に基づいていることを確認するよう努力を払っている。しかし，医学は日進月歩で進んでおり，政府の規制は変わり，薬物療法や薬物反応に関する情報は常に変化している。読者は，薬物の使用にあたっては個々の薬物の添付文書を参照し，適応，用量，付加された注意・警告に関する変化を常に確認することを怠ってはならない。これは，推奨された薬物が新しいものであったり，汎用されるものではない場合に，特に重要である。

人工呼吸器の考え方

　医術は患者を慰めることにあり，自然は病気を治す。
ヴォルテール

　人工呼吸器はすばらしい道具だ。現代の集中治療が生まれたのは1952年コペンハーゲンでのことだ。ポリオが大流行していて鉄の肺(陰圧呼吸器)でうまくいかないときに，Bjorn Ibsen医師は陽圧呼吸によって命を救えることに気づいた。現在の内科系集中治療室で最も多い入室の理由は，「人工呼吸器が必要」というものだ。気管挿管と陽圧呼吸の組み合わせは，何百万とまでは言わなくとも，何十万もの生命を救ってきた。

　人工呼吸器はまた，何千人もの脊髄損傷や重度神経筋疾患の患者を生きながらえさせてきた。車イスに人工呼吸器を取りつけることで，患者は人生に参加し，関心のあることを追求して，半世紀前には不可能であったような人生を生きられる。人工呼吸器の発明は，本当に多くの人々に影響を与えてきた。

　しかし，テクノロジーの常ではあるが，間違って使う危険性もある。集中治療室で働くときは常に，十一戒の3つめの「人工呼吸器は単なる補助の手段であり，それ自体が病気をよくすることはない」を覚えておかなければならない。人工呼吸器を使えば，慢性肺疾患や悪性疾患，うっ血性心不全，その他呼吸不全を起こす多くの疾患や傷害がよくなると考えるのはばかげているというも

のだ．人工呼吸器の役割は，患者が疾患から回復するまでのあいだ，肺による呼吸や代謝機能を保つことにある．人工呼吸器そのものが患者を回復させるわけではない．この点をわかっていない医師も多く，人工呼吸器をちょっといじって調節すれば，急性呼吸不全から患者が回復するのを早められると信じていたりする．

　疾患がどのような経過をたどるのか理解するのは重要である．同じくらい重要なのは，それを患者と患者の家族に簡潔にわかりやすく，露骨なくらいはっきりと説明することである．筋萎縮性側索硬化症(amyotrophic lateralizing sclerosis：ALS)の患者は，人工呼吸器をつけていれば，それ以外は話したり他人と交流したりして許容できる質の生活を送ることができるので，人工呼吸器をつけて生活することにもがまんできるかもしれない．しかし，重度の頭蓋内出血を起こして昏睡状態にあり，この先ずっとではないにしてもほとんどを昏睡状態のまま過ごすと思われる患者では，話はまったく異なる．患者や家族はそれでも意味があると考えるかもしれないが，人工呼吸器をつけるという選択をする前に，人工呼吸器をつけて生きながらえさせられる命がどのようなものなのか，厳しい現実(医学的，社会的，経済的影響を含めて)を伝えるのも医師の役割である．

　それでは，献身的な医師や看護師，呼吸療法士には何ができるだろうか？　根拠のない楽観主義は害になる．逆に，必要以上に悲観的で虚無主義なのも同じく害である．ほとんどの呼吸不全患者は原因となる疾患や傷害から回復すればよくなるので，人工呼吸器がそれから1年以上も必要になるような真の人工呼吸器依存はまれである．医療者にできるのは次のようなことである．

1. 医原性の傷害から肺を守る。エビデンスと生理学に基づいたアプローチで人工呼吸器を設定する。
2. 原因となる疾患や傷害をすばやく積極的に治療する。
3. 飢餓状態ではどのような疾患も効果的に治療できない。適切な栄養補助は非常に重要である。
4. ヒトは1日中寝たきりで過ごすようにはできていない。昏睡状態であったり，ショックだったり，重度の呼吸不全があったりするのでなければ，離床してイスに座らせるタイミングだ。歩行できればなおよい。常識的な判断ももちろん大いに必要になるとつけ加えておく。たとえば，胸骨正中切開が開いたままの患者を離床するのはよい考えとは言えない。しかし，あまりに多くの患者がICU滞在を通じてずっと寝たきりになっているのは驚くべきことであり，健全とは言えない。
5. 回復してきているように見えたら，抜管できないか毎日評価を始める。
6. がまんする。思っているよりも長くかかることもある。
7. 長期の人工呼吸が必要なことがはっきりしたら気管切開を行う。恣意的な日数を待つ必要はない。
8. 深部静脈血栓症 (deep vein thrombosis：DVT) 予防や皮膚防御，せん妄予防といった細部にも注意を払う。
9. がまんする。

そして……

10. 患者は自分と同じ人間であることを忘れない。患者にもやりたいこと必要なこと好きなこと心配なことがあって，それらはあなた自身のものと驚くほど似ているかもしれない。たとえ相手が答えられないとしても，話しかけるべきだ。たとえ相手が

同じようにできないとしても，敬意をもって接するべきだ。親切とふれあいの原則で扱うべきだ。患者はあなたの手に命を委ねているのを忘れてはいけない。あなたの仕事は簡単ではない。誰もができるものではない。できる人がほとんどいないような方法で他人の人生に前向きに関われることが，このすばらしい職業の一番の報酬なのだ。

How to Guide

chapter 1

初期設定

[測定値について] 特にコメントしないかぎり, 気道内圧の単位はすべてcmH_2Oである。1回換気量はすべて予想体重あたりmL/kgで示している。

びまん性肺疾患

[例] 急性呼吸促迫症候群(acute respiratory distress syndrome：ARDS), 誤嚥性肺臓炎, 肺炎, 肺線維症, 肺水腫, 肺胞出血

　人工呼吸の目標は, 傷つきやすい肺胞を広げて, 肺胞が開いたり閉じたりを繰り返すのを防ぎ, 酸素化を十分にし, 過膨張による容量傷害を最小限にすることである。
　患者の呼吸仕事量を肩代わりするように初期設定を行う。最適なモードはアシスト/コントロール(assist-control：A/C)で, 従量式換気(volume-controlled ventilation：VCV)でも従圧式換気(pressure-controlled ventilation：PCV)でもよい。

従量式換気(VCV)での初期設定

1. 1回換気量6mL/kg (予想体重あたり)。
2. 呼吸回数14〜18回/分。流量は漸減波。

3. 吸入酸素濃度 (F$_{IO_2}$) 100%。

4. 呼気終末陽圧 (positive end-expiratory pressure：PEEP) は 5〜10 cmH$_2$O (低酸素血症の程度に応じて)。胸部 X 線で肺が白く見えれば見えるほど, 肺内のシャントを減らすために高い PEEP が必要となる。

5. 低酸素血症が持続すれば, 経皮的動脈血酸素飽和度 (S$_{pO_2}$) ≧88% になるまで PEEP を上げる (ただし, 20 cmH$_2$O は超えないようにする)。

6. PEEP を調節したらプラトー圧を測定する。プラトー圧が 30 cmH$_2$O を超えていれば, プラトー圧 ≦ 30 cmH$_2$O になるまで 1 回換気量を下げる (ただし, 1 回換気量 < 4 mL/kg にならないようにする)。

従圧式換気 (PCV) での初期設定

1. PEEP 5〜10 cmH$_2$O (低酸素血症の程度に応じて)。

2. F$_{IO_2}$ 100%。

3. 吸気圧 (ドライビングプレッシャー) は, 最高気道内圧 (ピーク圧 [peak inspiratory pressure：P$_{INSP}$]) が 30 cmH$_2$O になるように設定。従圧式換気ではピーク圧がプラトー圧と等しくなる。

4. 呼吸回数 14〜18 回/分。

5. 吸気時間は I：E 比が 1：1.5 以上になるように設定 (通常は 1.0〜1.5 秒)。呼吸回数が 20 回/分で吸気時間が 1.0 秒であれば, I：E 比は 1：2 (吸気が 1 秒で呼気が 2 秒) になる。呼吸回数が 15 回/分で吸気時間が 1.5 秒なら, I：E 比は 1：1.67 (吸気が 1.5 秒で呼気が 2.5 秒) になる。I：E 比は人工呼吸器の画面に表示される。

6. 低酸素血症が持続すれば, $Spo_2 \geqq 88\%$ になるまでPEEPを上げる(ただし, $20\,cmH_2O$ は超えないようにする)。吸気圧とはPEEPに加えてかかる圧のことなので, ピーク圧を$30\,cmH_2O$に保つには, PEEPを上げれば吸気圧を下げる必要がある。
7. 呼気の1回換気量$>6\,mL/kg$であれば, $4\sim6\,mL/kg$になるように吸気圧を下げる。呼気の1回換気量$<4\,mL/kg$(予想体重あたり)であれば, たとえピーク圧が$30\,cmH_2O$を超えても, 1回換気量が$4\sim6\,mL/kg$になるように吸気圧を上げる。

　人工呼吸を開始したら血液ガスを確認する。ガス交換が平衡に達するには15〜20分あれば十分である。

　動脈血二酸化炭素分圧($Paco_2$)を変えたければ, 呼吸回数を調節する(呼吸回数を上げれば$Paco_2$は下がり, 呼吸回数を下げれば$Paco_2$は上がる)。1回換気量は$4\sim6\,mL/kg$のままにして, 従量式ならプラトー圧$\leqq 30\,cmH_2O$, 従圧式ならピーク圧$\leqq 30\,cmH_2O$に保つ。換気を正常にするよりも肺保護のほうが重要であることを忘れないようにする。$pH \geqq 7.15$であれば許容範囲内なので, pHや$Paco_2$を正常にしようとして(大きな1回換気量を使うことで)過膨張させて肺傷害を起こさせる価値はない。

　動脈血酸素分圧(Pao_2)が$55\sim70\,mmHg$, Spo_2が$88\sim94\%$になるようにF_{IO_2}を下げる。限られた例外を除いては, これよりもPao_2を高く保つメリットはない。外傷性脳損傷ではこれより高いPao_2が必要になることがあるが, その場合には脳組織の酸素モニターを合わせて使う。一酸化炭素中毒でも100%の酸素を使うメリットがある。

閉塞性気道疾患

[例] 慢性閉塞性肺疾患（chronic obstructive pulmonary disease：COPD），喘息

　人工呼吸の目標は，呼吸筋を休め，酸素化を十分にし，肺過膨張を減らすことである。
　最適なモードはアシスト／コントロールで，従圧式よりも従量式のほうがよい。COPDや喘息の急性増悪では，気道抵抗が高いためピーク圧が高くなるのが特徴である。プラトー圧はピーク圧よりもかなり低い。閉塞性気道疾患に従圧式を用いると，1回換気量が非常に小さくなってしまう。従量式を使えば目標とする1回換気量が保証される。

1. 1回換気量8 mL／kg（予想体重あたり）。1回換気量を小さくすると空気とらえこみ（air trapping）が起こり，肺過膨張が悪化することがある[訳注1]。
2. 呼吸回数10〜14回／分。
3. 吸気時間はI：E比が1：3以上になるように設定。閉塞性気道疾患では，気管支や細気管支が炎症で狭くなっているため，空気は肺へ入ってはいっても，肺から出ていきにくい。肺から空気が出てこられるように呼気の時間を設ける。
4. 喘息ではPEEPを使うと過膨張が悪化する。COPDでは，PEEPを使うことで虚脱しやすい気道を開いておくことができる。COPDは動的な気道閉塞を特徴としているのに対して，

喘息発作での気道閉塞は固定されているためである。COPDでも喘息でも，PEEPの初期設定は0 cmH$_2$O（zero applied end-expiratory pressure：ZEEPともいう）にする。

5. F$_{IO_2}$ 100%。S$_{PO_2}$≧88%なら下げる。

　COPDや喘息の患者は，十分に鎮静しても呼吸回数が多いままなことがある。アシスト／コントロールでは，患者の呼吸すべてに対して設定した1回換気量が送られるので，呼吸回数が多いと空気とらえこみや重度の呼吸性アルカローシスを起こすことがある。この場合，人工呼吸器モードを同期式間欠的強制換気（synchronized intermittent mandatory ventilation：SIMV）にすればよくなることもある。

[訳注1] 閉塞性肺疾患において1回換気量を小さくすると，呼吸回数が増加してかえって肺過膨張が悪化することがあるという意味。

chapter 2

設定調節

　血液ガスの結果に基づいて人工呼吸器設定を調節する方法はいくつもある。言うまでもなく，患者の状態次第で何をするかを決める。優先度が高いものから順に調節方法を示す。

PaO_2 が低い

アシスト／コントロール（A／C），同期式間欠的強制換気（SIMV）
→ PEEPを上げる。FIO_2を上げる。
気道圧開放換気（airway pressure-release ventilation：APRV）
→ P highを上げる。T highを長くする。FIO_2を上げる。
高頻度振動換気（high frequency oscillatory ventilation：HFOV）
→ 平均気道内圧を上げる。FIO_2を上げる。

$PaCO_2$ が高い

従量式のA／CまたはSIMV
→ 呼吸回数を増やす。1回換気量を増やす。
従圧式のA／CまたはSIMV
→ 呼吸回数を増やす。吸気圧（ドライビングプレッシャー）を上げる。

APRV

→ P high と P low の差を大きくする。T high を短くする。T low を長くする。

HFOV

→ 振動数を減らす。アンプリチュードを上げる。T_I%を上げる。5 cmH$_2$O カフリークを許容する。

$Paco_2$ が低い

従量式の A/C または SIMV

→ 呼吸回数を減らす。1回換気量を減らす。

従圧式の A/C または SIMV

→ 呼吸回数を減らす。吸気圧を下げる。

APRV

→ T high を長くする。P high を下げる。T low を短くする。

HFOV

→ 振動数を増やす。アンプリチュードを下げる。T_I%を下げる。

chapter 3

トラブルシューティング

　対処のために呼ばれることが多いトラブルを挙げる。いつもそうだが，まず最初に患者を診察する。ABCを意識しながら，ここに示したガイドを使って何が起こっているのかを見つける。

トラブル1　気道内圧上昇

　まず最初に吸気ポーズをして，プラトー圧を測定する。プラトー圧は肺胞内圧を表し，ピーク圧は肺胞内圧と気道抵抗の両方を反映する。

ピーク圧が高く，プラトー圧は低い場合
原因は気道抵抗の上昇である

- 気管チューブの折れ曲がり → チューブをまっすぐにする。
- 粘液栓 → 気管チューブに吸引カテーテルを通す。
- 気管支攣縮 → 気管支拡張薬の吸入。
- 気管チューブが細すぎる → チューブを太いものに交換する，高いピーク圧を許容する。

ピーク圧が高く，プラトー圧も高い場合

原因は肺にある

- 右主気管支挿管 → 気管チューブを気管内まで引き戻す。
- 肺葉または一側肺全体の無気肺 → 呼吸理学療法，気管支鏡で気道分泌物を除去。
- 肺水腫 → 利尿薬または強心薬。
- ARDS → 1回換気量を小さくする，PEEPを高くする。
- 気胸 → 胸腔ドレーン。

トラブル2　動的過膨張（auto-PEEP）

　通常は呼気時間が足りないことによって起こる。気道抵抗上昇（気管支攣縮，COPD，粘液栓）があるとさらに悪くなる。診察では，呼気時に腹筋を使っているのがわかる。頸静脈が怒張していたり，著明な喘鳴を聴取したりすることもある。人工呼吸器の呼気流量波形は基線の0に戻っていない。

- 呼吸回数を減らす（通常は10〜14回/分にする）。
- 吸気時間を短くして，I：E比が1：3〜1：5になるようにする。
- 1回換気量を6〜8 mL/kgにする。1回換気量を大きくすることで，患者自身の呼吸回数は減少することが多い。
- 空気飢餓（air hunger）があるようなら，吸気流量を60〜80 L/分に増やす。
- 麻薬を使って十分に鎮静すれば，頻呼吸になるのを抑えられる。
- 気管支拡張薬の吸入とステロイド投与で気管支攣縮を治療する。

トラブル3　突然のSpO$_2$低下

　低酸素血症が新たに起こったり悪化したりしたときには，常に注意しなければならない。まず最初に，器械の問題や気管チューブの位置異常を除外する。

- 人工呼吸器からいったん外して，バッグ換気をする。
- 気管チューブの位置が適切で，両側肺の呼吸音が等しく聞こえていることを確認する。
- 血液ガスを測定する。
- 胸部X線を撮影する。浸潤影の悪化，気胸，肺水腫，無気肺，新たな胸水があればわかる。
- ICU患者が新たに低酸素血症になったら，常に肺塞栓の可能性を考慮する。診断的検査を行う閾値は低くする。
- 一側肺の呼吸音が聞こえなければ，気管チューブを数cm引いてみる。
- 気管チューブの位置が適切であるにもかかわらず一側肺の呼吸音が聞こえなければ，気胸か，粘液栓による完全閉塞を考える。
- 一側肺の呼吸音が聞こえず同時に低血圧になっていれば，緊張性気胸の可能性を考える。頸静脈怒張や反対側への気管の偏位があれば診断の助けになるが，常にこれらの所見があるわけではない。即座に針穿刺して脱気を行い，続いて胸腔ドレーンを挿入する。

トラブル4　ファイティング

　ファイティングがあっても，鎮静や筋弛緩を始める前に必ず「TSS」を確認するようにする。TSSとは，Tube（気管チューブ），Sound（呼吸音），Sat（酸素飽和度）の頭文字である。気管チューブの位置が適切で閉塞しておらず，呼吸音は両側で等しく聴取でき，低酸素血症になっていないことを確認する。他には次のようなものがないか検索する。

- 動的過膨張（トラブル2を参照）。
- コントロール不良の疼痛（特に外傷や外科患者において）。
- 呼吸回数や1回換気量の設定が適切であることを確認する。
- 患者が疲れてきているようであれば，モードをA/Cに変更する。
- 呼吸困難を起こす他の原因を検索する（例：心筋虚血，発熱，腹部膨満，神経症状の悪化）。

chapter 4

人工呼吸器の十一戒

I. コンプライアンスを意識すべし。そして毎日測定すべし。

- コンプライアンスとは,容量の変化を圧の変化で割ったものである。「動的コンプライアンス」は呼気1回換気量を動的圧変化(ピーク圧-PEEP)で割ったもので,「静的コンプライアンス」は呼気1回換気量を静的圧変化(プラトー圧-PEEP)で割ったものである。動的コンプライアンスと静的コンプライアンスの差が大きい場合には,通常は気道抵抗が上昇している。
- 正常の呼吸器系コンプライアンスはおよそ100 mL/cmH$_2$O。人工呼吸器を装着している場合の正常は70〜80 mL/cmH$_2$O。
- コンプライアンスが低下した場合,体液過剰,肺炎やARDSの発症,気胸,その他多くの悪い原因が考えられる。
- コンプライアンスが上昇した場合,通常は患者の状態が(少なくとも肺メカニクスの観点からは)改善してきている。

II. 重症患者を不必要に苦しませるより，気管挿管して人工呼吸を行うほうが立派な行為である。

- ▶ 重症患者を気管挿管するのは弱さの印ではなく，むしろ決断力がある証しである。
- ▶ 気管挿管の適応には，治療抵抗性の低酸素血症，高二酸化炭素血症，気道の危機，ショック，重度の代謝性障害などがある。

III. 人工呼吸器は単なる補助の手段であり，それ自体が病気をよくすることはない。

- ▶ 人工呼吸器自体が患者を助けると考えるのは間違っている。人工呼吸器は，回復するまでのあいだ患者を生き延びさせるにすぎない。
- ▶ 人工呼吸器の治療効果には3つしかない。
  1. 高濃度酸素を安定して供給する。
  2. 陽圧によって肺内シャント（無気肺，ARDS，肺炎，肺水腫などで起こる）を減らす。
  3. 患者が自分で呼吸できるようになるまで，呼吸仕事量を肩代わりする。

IV. 人工呼吸器のモードは数多く知っておくべし。どの状況にも完璧なモードもなければ，完全に役に立たないモードもない。

- 好んで使うモードがあるかもしれないが，設定さえ適切であればほとんどの患者はどんなモードでも換気できることも知っておく。
- 患者によっては，人工呼吸器のモード次第でうまくいくときと，いかないときがある。理由はよくわからないが確かにある。どのモードがうまくいくか恐れずに試してみて対応する。

V. 肺が過度に伸展されることのないよう，1回換気量は必ず綿密にモニターすべし。

- 急性肺傷害（acute lung injury：ALI）[訳注2] とARDSを対象に行われた人工呼吸器の臨床試験において，死亡率に影響すると考えられる唯一の要素は大きすぎる1回換気量を使うことである。
- あなた自身の安静時の1回換気量は予想体重あたり4〜6 mL/kgなので，患者の1回換気量も同様にすべきである。
- 患者の実際の体重を使って1回換気量を計算すべきではない。予想体重を調べるためには，表を持ち運ぶか，

[訳注2] 以前のARDSの定義で使われていた用語。P/F比200〜300 mL/kgの肺傷害を指す。最新のベルリン定義ではこの用語は使われなくなった。

計算式を暗記するか、アプリをダウンロードする。予想体重を調べるには患者の身長と性別（普通は両方ともすぐわかる）が必要である。

- 「1回換気量よりプラトー圧のほうが大事」とか、「7 mL/kg や 8 mL/kg, 9 mL/kg のほうが 6 mL/kg よりもよい」などと言う医師には気をつける。主張していることは正しいかもしれないが、それを支持するエビデンスはないからだ。

VI. 患者の肺を開き、開いたままにしておくべし。

- 虚脱した肺胞を開き、呼気の間にも虚脱しないように PEEP を使う。
- これによって機能的残気量をいくらか改善し、肺内シャントを減らすのに役立つ。
- 一般的には、胸部 X 線が白く見えれば見えるほど、F_{IO_2} を高くするよりも PEEP を上げるほうが低酸素血症を是正するのに有効である。

VII. 完璧な血液ガスなどというのは想像上の生き物であり、追い求めるべきではない。さもなければ、患者は圧傷害や容量傷害を起こし、重大な害を被ることになる。

- やたらと「正常な」血液ガスにしようとするよりも、患者を害から守ることのほうが重要である。血液ガスを正常にするために大きすぎる 1 回換気量や高すぎる圧が必要な

場合には特にそうである。
- 患者の全体像を見て，人工呼吸器設定について判断すべきである。喘息発作の患者には高二酸化炭素許容人工換気(permissive hypercapnia)はまったく問題なくても，脳浮腫の患者ではそうはいかない。
- たいていの場合，Pao_2は55 mmHgで十分である。

VIII. ショックの患者をみだりに疲れさせるべからず。回復できるよう人工呼吸器で手助けするべし。

- ショックや出血，重症敗血症の患者では，呼吸仕事量が基礎エネルギー消費量の40～50％も占めることがある。原因疾患を十分に治療するまでは，人工呼吸器を使って呼吸仕事量を肩代わりすべきである。
- A/Cはこのような状況に最もよいモードの1つで，ほとんどの場合で使われる。
- SIMVや持続気道陽圧(continuous positive airway pressure：CPAP)/プレッシャーサポート換気(pressure support ventilation：PSV)などのモードを使うことで患者の横隔膜にも仕事をさせて「鍛える」という理論もあるが，この方法が役立つと示す根拠はない(しかも，害になるかもしれない)。
- A/Cに1日1回の自発呼吸トライアル(spontaneous breathing trial：SBT)を必要に応じて組み合わせるのがシンプルな方法で，人工呼吸器を要する日数を最短にするのにも効果的である。

IX. 動的過膨張を探し，あれば必ず治療すべし。こいつは油断ならない敵だ。

- ▶ 過膨張はauto-PEEPという呼び名でも知られている。次の吸気が始まる前に呼気を終えられないことで起こる。
- ▶ 見逃せば過膨張は不快感の原因となり，高二酸化炭素血症を起こし，低血圧やさらには無脈性電気活動 (pulseless electrical activity：PEA) による心停止を引き起こすこともある。人工呼吸患者に閉塞性肺疾患があれば常に疑い，閉塞性肺疾患がなくても疑う。呼吸回数を増やしても$Paco_2$が上がり続けるなら，おそらく過膨張が原因である。
- ▶ 呼吸回数を減らし，呼気時間を長くして，気管支攣縮を治療することで過膨張に対処する。低いPEEPを用いることで呼気での気道虚脱を防げることもある。

X. 患者の状態がよくなり次第，自発呼吸トライアル (SBT) を毎日必ず行うべし。

- ▶ どの患者が抜管できるか確実に予測することは誰にもできない。
- ▶ 挿管した原因 (重度の低酸素血症，昏睡，ショック，気管支攣縮) が解決すれば，すぐSBTを行うべきである。SBTはTピースを使っても，人工呼吸器で低いプレッシャーサポートを使ってもできる。
- ▶ SBTの結果に基づいて行動を起こすのを恐れてはいけ

ない。状態がよければ抜管する。時に再挿管が必要になることがあっても，失敗の印ではない。それどころか，再挿管をすることがまったくないとしたら，おそらくは抜管まで待ちすぎているのだろう。

XI. 呼吸療法士は人工呼吸器の守護者である。最大限の敬意を持って接するべし。

► 呼吸療法士がいないときには決して人工呼吸器設定を変更すべきではない。他の設定にしてどうなるか試してみたい場合には，まずは呼吸療法士に声をかけるようにする。

► 大幅に設定を変更したときには，同時にアラームやセンサーを調節しなければならない。自分が何をしているのかわかっているつもりでいても，おそらくここまですべてを設定し直す方法は知らないだろう。これも呼吸療法士の責任なので，あなたが勝手に設定を変えてしまうと，ただでさえ困難な仕事をさらに難しくしてしまう。

Owner's Manual

chapter 5

急性呼吸不全

　急性呼吸不全がICU入院の理由であることは非常に多い。マスク（持続気道陽圧〔continuous positive airway pressure：CPAP〕やBiPAP）を使うにせよ気管チューブを使うにせよ、ほとんどの症例で何らかの陽圧呼吸が必要になる。言うまでもなくこれは重要である。蘇生のABCで，AやBのほうがCよりも先にくるのには理由がある。十分なガス交換（酸素化が最も重要）ができなければ、患者は数分以内に死んでしまうからだ。急性呼吸不全が起こった原因や過程がわからないまま治療を始めなければならないことも多いが，それはそれでOK！　しかし、状態が安定すればすぐに検索を開始する。

　ParrilloとDellingerの教科書によると、急性呼吸不全とは「呼吸器系が患者の酸素化、換気、または代謝の需要を満たせないこと」となっている[1]。

　この定義を細かく分けてみよう。

- 呼吸器系：肺だけではない。肺が重要なのは間違いないが、上気道や胸壁、心血管系、神経系の障害も、重大な呼吸不全を引き起こすことがある。
- 酸素化の需要：I型呼吸不全とは、動脈血酸素分圧（Pa_{O_2}）＜60 mmHgと定義される。急性呼吸不全の治療では、低酸素血症の是正が何よりも大事なのだ！

- 換気の需要：II型呼吸不全とは，動脈血二酸化炭素分圧（$Paco_2$）＞50 mmHgかつpH＜7.3のことである。急性呼吸不全なのか慢性呼吸不全なのかを見分けるのにpHは重要である。
- 代謝の需要：忘れられがちだが，肺は代謝の恒常性を保つのに重要な役割を担う。呼吸器系によるCO_2排出を調節することで，代謝性酸-塩基平衡異常を代償する。酸素の取り込みと組織への供給も肺から始まる。
- 患者：おそらくこの定義で最も重要な部分だろう。血液ガスが「正常」であっても人工呼吸器を要する患者もいれば，血液ガスがひどく悪いのに迅速な治療を必要としない患者もい

主な診断的検査

血液ガス
呼吸不全の有無，代謝性酸-塩基平衡，呼吸不全の原因を調べるのに使う。Co-オキシメータは，一酸化炭素中毒やメトヘモグロビン血症の診断に役立つ。

胸部X線
心不全，肺炎，気胸，胸水，その他多くの疾患を診断するのに使う。胸部X線が正常なのに低酸素血症があれば，肺塞栓を疑う手がかりになる。

胸部CT
胸部構造をさらに詳しく見るのに使う。造影をすれば肺塞栓や大動脈解離を診断することもできる。

気管支鏡
吸入傷害や異物，上気道閉塞，肺炎，肺胞出血の診断に使う。

る。医療ではいつもそうだが，まずは病歴と身体所見から始める。将来的には，患者を機械に繋げば即座に医学的な問題を分析して印刷してくれるようになるだろう。「スタートレック」でそういうのを見たことがある。そのときがくるまでは，病歴と身体所見は必要である。

低酸素性呼吸不全

　低酸素血症は待ったなしの危機である。脳や心臓などの重要臓器がエネルギーを産生するためには，酸素が絶え間なく供給されている必要がある。だからこそ，蘇生はまず酸素投与（鼻カニューレ，マスク，気管チューブによる）から始める。低酸素血症の病態生理的原因は以下である：

1. シャント
2. 換気−血流比不均等（$\dot{V}/\dot{Q}$ミスマッチ）
3. 拡散能障害
4. 死腔
5. 低い吸入酸素濃度（F_{IO_2}）
6. 低い気圧
7. 肺胞低換気

　このなかで，低いF_{IO_2}や低い気圧があるかどうかはすぐにわかる。低いF_{IO_2}は，火事（炎による酸素消費）や吸入麻酔の事故などで起こる。低い気圧は，飛行機客室内の減圧や極度の高地で起こる。飛行機の中でなく，建物が火事になっていなくて，山のてっぺんにもいなければ，この2つは鑑別から除外してしまえる。よかっ

た！　これで残るは7つではなく5つになる。拡散能障害は肺胞蛋白症などいくつかの疾患でのみ顕著になるが，ほとんどの場合，原因は$\dot{V}/\dot{Q}$ミスマッチである。これで4つになった。

　臨床の話に計算を持ち出して申しわけないが，これだけは避けられない。うまくやりたければ道具が必要で，呼吸の分野で重要な道具といえば「肺胞気式」である。この式を使えば，肺胞中の酸素分圧がどうなっているはずか予測できる。

肺胞気式

$$P_{AO_2} = [(P_B - P_{H_2O}) \times F_{IO_2}] - (P_{aCO_2}/RQ)$$

P_{AO_2}：肺胞気酸素分圧
P_B：気圧（海抜0メートルでは760 mmHg）
P_{H_2O}：加湿された空気の水蒸気圧（47 mmHg）
RQ：呼吸商。CO_2産生とO_2消費の比（ほとんどの場合0.8）

室内気（F_{IO_2} 21%）の場合で式を単純にすると，

$$P_{AO_2} = 150 - 1.2\,(P_{aCO_2})$$ [訳注3]

となる。

　P_{aCO_2}が正常の40 mmHgであれば，P_{AO_2}は102 mmHgになるはずである。

　正常では，肺胞気酸素分圧と動脈血酸素分圧（P_{aO_2}）の間には

少し差がある。この差のことを，肺胞気−動脈血酸素分圧較差（A-a gradient）と呼ぶ。ごく一部の血液が気管支動脈から肺静脈へ流れてガス交換されないために，このような差ができる。正常ではA-a gradientは10 mmHg未満で，年齢が高くなるにつれて上昇する。酸素投与でも上昇することがある。100％酸素を吸っているときに予測されるA-a gradientは，110 mmHgにもなる。

なぜこれが重要かって？ まあ，化学の基本を振り返ってみようか。肺胞にあるすべての気体の分圧を合わせると，大気圧と同じになる。なので，$Paco_2$ [訳注4]が高くなれば，P_{AO_2}は下がるよりほかない。いわば，ビンのなかには決まった数のおはじきしか入らないのと同じようなものだ。P_{AO_2}が低下すれば，Pao_2も低下する。もし$Paco_2$が十分高ければ，高二酸化炭素血症からだけでも低酸素血症が起こる。この場合，**A-a gradientが正常であれば，肺や肺循環には異常がないことがわかる**。このように，換気が不十分なだけでも低酸素血症になることがある（純粋にⅡ型呼吸不全）。A-a gradientが開いている場合には，静脈血が混じっていることになり，その原因としてシャント，死腔，$\dot{V}/\dot{Q}$ミスマッチの3つがある。

シャント

シャントを思い描くのは難しくない。血液が換気のないところを通って右心から左心へ流れている様子である。$\dot{V}/\dot{Q}=0$になる。

[訳注3] 前述の式に呼吸商0.8を入れると，厳密には$P_{AO_2} = 150 - 1.25(Paco_2)$となるが，ここでは計算を簡略化している。
[訳注4] $Paco_2 = P_{ACO_2}$

シャントは心臓内のことも肺内のこともある。シャントによって起こるガス交換異常は重度の低酸素血症で，換気は保たれる。シャント率が肺血流全体の40〜50％を超えなければ$Paco_2$は上昇しない。正常のシャント率は3％未満である。

成人に起こる心臓内シャントの原因としては，未手術の心房中隔欠損(atrial septal defect：ASD)や心室中隔欠損(ventricular septal defect：VSD)がある。Eisenmenger症候群とは，VSDでシャントの向きが逆になったものを指す(最初は左→右シャントだが，右室肥大が進むにつれて右→左シャントが起こり，低酸素血症の原因になる)。

肺内シャントは，何らかの原因で吸った息が肺胞へ到達しないために起こる。原因としては，無気肺，急性呼吸促迫症候群(acute respiratory distress syndrome：ARDS)，肺水腫，肺炎による浸潤などがある。

シャントの特徴は，酸素投与で改善しない低酸素血症である。シャント率が高くなるにつれて，高濃度酸素を吸っていても低酸素血症は悪化する。シャント率が50％なら，たとえ100％の酸素を吸っていたとしても，Pao_2が60 mmHgを超えることはほとんどない[2]。そのため，シャントによる低酸素性呼吸不全を治療するには酸素投与だけでは不十分で，陽圧呼吸を使って虚脱した肺を開いて安定化することが必要になる。

肺動脈カテーテルから混合静脈血を採取すれば，シャント率が計算できる(「付録」の式を参照)。ただし，計算のためには100％の酸素を吸入させて，$\dot{V}/\dot{Q}$ミスマッチによる低酸素血症への影響を取り除かなければならない。計算が面倒で侵襲的な方法を要するため，手っ取り早い方法があれば役に立つ。P／F比というのはPao_2をFio_2で割って計算した値で，たとえばPao_2が100

mmHgでFIO₂が60％なら，P/F比は100/0.6≒167となる。P/F比＜200であれば，シャント率＞20％であることを示唆する。

$\dot{V}/\dot{Q}$ミスマッチ

　正常の心拍出量は5L/分，分時換気量（＝呼吸回数×1回換気量）は4L/分なので，換気‒血流比（$\dot{V}/\dot{Q}$）の平均は4/5＝0.8となる。体内の代謝需要が増えるにつれて，心拍出量と分時換気量は増加する。しかし，低酸素性肺血管収縮の働きのおかげで，肺の中でも換気が少ない部位にはあまり血液は流れないようになっている。

　肺以外の臓器ではすべて，低酸素症になると血管が拡張する。しかし，肺では逆に，肺胞の低酸素症によって血管が収縮する。これは身体にとってよいことだ。なぜかって？　赤血球に与える酸素があまりないような部位に血液を流してもしょうがないだろう？　換気と血流のバランスが取れなくなると，$\dot{V}/\dot{Q}$ミスマッチが起こって低酸素血症になる。慢性閉塞性肺疾患（chronic obstructive pulmonary disease：COPD）や慢性のCO_2貯留のある患者に高濃度の酸素を投与すると呼吸性アシドーシスになるのもこのためだ[訳注5]。

　気道の径や緊張が変化するために，肺胞への換気に影響する疾患がある。肺の部位によっては血流のほうが換気よりも多くなるため，換気‒血流比＜0.8となる。このような疾患の例には，喘息，COPD，間質性肺疾患，気管気管支炎，肺臓炎がある。逆に，

[訳注5] 低酸素性肺血管収縮が解除されることで換気があまり多くないところにも血液が流れるようになって，$\dot{V}/\dot{Q}$ミスマッチが悪化するため。

換気が保たれている部位への血流が減る疾患もある。換気のほうが血流よりも多くなるので，換気−血流比＞0.8となる。このような疾患・状態の例には，慢性血栓塞栓性肺疾患，血管炎，陽圧呼吸による肺胞の過膨張がある。人工呼吸患者が仰臥位になっていると，空気は肺の前側に，血流は重力に従って背側に流れるので，$\dot{V}/\dot{Q}$ミスマッチが起こる。

$\dot{V}/\dot{Q}$ミスマッチは低酸素性呼吸不全の原因として最も頻度が高く，酸素投与をすれば通常は低酸素血症が是正されるという特徴がある。重度の$\dot{V}/\dot{Q}$ミスマッチがある場合でも，100％酸素を投与すれば低酸素血症は改善する。高濃度の酸素を投与してもPao_2が改善しない場合にはシャントを考える。

死腔換気

死腔はシャントと正反対の状態で，肺胞に換気があっても血流がまったくない。換気−血流比＝無限大になる。死腔は大きな肺塞栓や空気塞栓，低心拍出量で起こる。陽圧呼吸で肺胞を極端に過膨張させたときや，COPDで動的過膨張があるときにもみられる。死腔換気でのガス交換異常には，低酸素血症と高二酸化炭素血症の両方がある。CO_2が排出されないのは静脈血が肺胞と接触しないためである。

ヒトには誰でも解剖学的死腔といって，気管や大きな気道のように空気はあるもののガス交換には参加しない部分があるのを忘れないようにする。解剖学的死腔の量は通常150～180 mL，身長1 cmあたり約1 mLである。死腔量は分時換気量の一部で，正常では1回換気量の30％を超えることはない（V_D/V_T[訳注6] ≦0.3）が，

速くて浅い呼吸をすると分時換気量に占める死腔の割合が増える。

たとえば，1回換気量が500 mLで解剖学的死腔が150 mL（$V_D/V_T=0.3$）だったとすると，呼吸回数が12回／分なら分時換気量は6 L／分となる（そのうち1.8 Lが死腔換気量なので無駄になり，4.2 Lが肺胞換気量になる）。もし呼吸回数が30回／分に増えて1回換気量が200 mLに減ったとしたら，分時換気量は同じく6 L／分だが，解剖学的死腔が150 mLのままなら分時換気量のうちの4.5 L／分（30×150 mL）が無駄になり，肺胞換気量は1.5 L／分だけになってしまう。V_D/V_Tは0.75に上昇している。この場合，肺胞換気量が減るので$Paco_2$は上昇して，そのためにPao_2は低下することになるだろう。

頻呼吸があって苦しそうに呼吸しているのにもかかわらず$Paco_2$が正常の場合，通常は死腔が増えていて相対的に肺胞低換気になっていることを示す。これは呼吸不全になりつつある初期の徴候の1つだ。診察ではどのようにしても正確に$Paco_2$を知ることはまず不可能なので，動脈血ガスを測定することが必須になる。

低酸素血症と低酸素症

低酸素血症（hypoxemia）とは，$Pao_2<60$ mmHgのことを指す。低酸素症（hypoxia）とは，組織への酸素運搬が不十分であったり細胞の酸素利用が無効であったりするために，嫌気性代謝になる

[訳注6] V_D：死腔量，V_T：1回換気量

ことを指す。低酸素血症であっても低酸素症でないことはあるし，低酸素症でも低酸素血症でないこともある。もちろん，低酸素血症でかつ低酸素症のこともあるし，低酸素血症でも低酸素症でもないこともある。難しい？

　もっと理解するためには，酸素がどのように組織へ運搬されるかを考える必要がある。酸素はヘモグロビンと結合し，毛細血管床へと運搬され，細胞のあるところで降ろされる。酸素を降ろしたヘモグロビンは今度は二酸化炭素を積み込み，肺へと持って帰る。二酸化炭素は肺から排出される。血液中の酸素の97%はヘモグロビンに結合しているので，血清の酸素分圧よりも酸素飽和度に注目するほうが理に適っている。

酸素含有量

$$C_{aO_2} = 1.34\,(Hgb)\,S_{aO_2}/100 + 0.003\,(P_{aO_2})$$

C_{aO_2}：動脈血酸素含有量（mL/dL）
Hgb：ヘモグロビン濃度（g/dL）
S_{aO_2}：動脈血酸素飽和度
P_{aO_2}：動脈血酸素分圧

　ヘモグロビン 15 g/dL, S_{aO_2} 100%, P_{aO_2} 100 mmHg の正常な状態では，$C_{aO_2}=20.4$ mL/dL となる。血清に溶解する酸素の量は 0.3 mL/dL で，全体の 1.5% にも満たない。

　酸素供給量とは C_{aO_2} に心拍出量をかけたものである。C_{aO_2} の単位は dL で，心拍出量の単位は L なので，この式にさらに 10 をかける必要がある[訳注7]。心拍出量が 5 L/分の正常の状態では，

先ほどのCao_2を使って酸素供給量(Do_2)は1,020 mL／分となる。

この式を見ると，酸素供給量を決める最も重要な要素は，心拍出量，ヘモグロビン濃度，動脈血酸素飽和度の3つであることがわかるだろう。Pao_2の影響は小さい。

> **4種類の低酸素症**
>
> **低酸素血症性**
> Sao_2が低いために組織への酸素供給量が少ない。
>
> **停滞性**
> 心拍出量が少ないため，100％の酸素を吸入していたとしても組織の低酸素症が起こる。
>
> **貧血性**
> 酸素を組織に運搬するのに十分な赤血球がない。
>
> **細胞変性性**
> 心臓は十分な酸素を組織に送り出すものの，何らかの原因（敗血症性ショック，シアン化物中毒，サリチル酸中毒）のために組織での有効な酸化的リン酸化が阻害されている。

高二酸化炭素性呼吸不全

Ⅱ型呼吸不全（高二酸化炭素性呼吸不全）は，二酸化炭素を体外へ排出できないために起こる。低換気によって低酸素血症になることがあるが，これは酸素投与をすれば補正できる。高二酸化炭

[訳注7] 酸素供給量＝Cao_2×心拍出量×10（mL／分）

素性呼吸不全の原因を見つけるには，身体がCO_2排出を調節しているさまざまな機序を考えて，そのなかのどの部分に機能異常があるかを探すのが最もよい。

　正常では，身体は容易に$Paco_2$を正常に保つことができる。深い睡眠の最中でさえ，$Paco_2$はせいぜい2〜3 mmHg程度しか変動しない。CO_2のバランスは，延髄にある呼吸中枢が横隔神経を介して横隔膜の収縮を刺激することで維持されている。急性高二酸化炭素性呼吸不全が起こったときには，問題は神経系の伝達経路か，呼吸器系のふいごの部分のどちらかにある。どこに問題があるのか，右の表のように自ら問いかけてみるとよい。

上気道閉塞

　上気道閉塞が呼吸不全の原因になることがある。すぐに治療が必要な上気道閉塞の主な原因には，外傷，感染症(扁桃周囲膿瘍，咽後膿瘍)，異物吸入，吸入傷害，血管性浮腫がある。吸気性喘鳴(stridor)は声門かそれより上の気流閉塞の徴候で，呼気性喘鳴(wheeze)は通常，下気道の閉塞を示唆する。上気道閉塞では常に気管挿管を念頭におくべきで，タイミングは気道が完全に閉塞してしまったのが明らかになる前が望ましい。

代謝調節

　CO_2は細胞代謝の主な副産物である。高二酸化炭素血症の原因として最も多いのは換気調節の異常だが，時にCO_2の産生が呼吸器系の容量を上回るのが原因になることもある。甲状腺ク

脳幹
薬物中毒, 外傷, 脳内またはくも膜下出血, 感染症, 肥満低換気症候群, 肝性脳症, 尿毒症性脳症, 延髄灰白髄炎はないか?

脊髄
C4より高位の病変, 脊髄中心血腫, 外傷性障害, 高位脊髄麻酔, ポリオ, 硬膜外膿瘍, 横断性脊髄炎はないか?

末梢神経
横隔神経麻痺, ダニ麻痺症, 急性炎症性脱髄性多発ニューロパチー (Guillain-Barré症候群), 急性間欠性ポルフィリン症, 重金属中毒はないか?

神経筋接合部
ボツリヌス, 重症筋無力症, 腫瘍随伴症候群, 神経遮断薬の使用はないか?

筋肉
筋ジストロフィー, 多発筋炎, 皮膚筋炎, 甲状腺機能低下症, 低カリウム血症, 低リン血症, 高マグネシウム血症, ステロイド誘発性ミオパチー, critical illness myopathyはないか?

胸郭
後側弯症, 胸郭成形術, 病的肥満, 動揺胸郭, 腹部コンパートメント症候群, 強直性脊椎炎, 全周性熱傷はないか?

肺
COPD, 動的過膨張はないか?

リーゼ, 悪性高熱, シアン化合物またはサリチル酸による中毒, 著明な異化がその例である。このような場合には, 換気補助が必要になることもある。

敗血症や外傷, 熱傷でみられるように, 血行動態が不安定に

なっていたりショックになっていたりすると，代謝亢進から呼吸不全になることがある。内臓や肝臓へ流れるべき血液が横隔膜や呼吸補助筋に流れることで，乳酸アシドーシスが起こる。また，過剰な呼吸仕事量が心筋虚血を悪化させることがある。ショックのときに代謝性アシドーシスや心筋虚血が悪化するのは呼吸不全になりつつある徴候で，人工呼吸器による補助が必要になる。

重度の代謝性アシドーシスがある患者の急性呼吸不全を治療するときに重要なのは，代謝性障害を代償するために十分な分時換気量を提供することである。たとえば，虚血性腸疾患があってHCO_3^-が4 mEq/Lの患者に気管挿管が必要になったときには，呼吸による代償に必要と考えられる$Paco_2$ 14 mmHgになるよう分時換気量を設定する。$Paco_2$が「正常」の35～45 mmHgになるように人工呼吸器を設定してしまうと，pHは急激に低下して心停止することもある。

急性呼吸不全の治療

最も重要なのは，可能なかぎり呼吸不全の原因を見つけて治療することである。原因を検索して治療している間にも呼吸補助を行うことはできるので，開始が遅れないようにする。非侵襲的な補助としては，酸素や吸入気管支拡張薬がある。CPAPやBiPAPのようにマスクを使って非侵襲的に陽圧呼吸を行うこともでき，心原性肺水腫や高二酸化炭素血症を伴うCOPD急性増悪の治療で特に有効である。ARDSや多葉性肺炎，神経筋疾患，心原性ショックのように呼吸不全がもっと重度の場合には，通常は気管挿管と人工呼吸が必要になる。

呼気終末陽圧(positive end-expiratory pressure：PEEP)でシャント率を減らすのを除けば，人工呼吸器に治療的効果はない。人工呼吸の目的とは，原因となる疾患を治療できるかあるいは(より多くの場合)自然によくなるまでの間，ガス交換と代謝機能を十分に維持することに他ならない。したがって，呼吸不全の原因のうち治療可能なものを治療して，肺がさらに傷害されるのを最小限にすることに重点を置くべきである。人工呼吸器から離脱できるくらい状態がよくなれば，おのずとわかるだろう。

chapter 6

アシスト/コントロール換気

　アシスト/コントロール（assist-control：A/C）は，患者の呼吸努力が最も少なくてすむモードである。人工呼吸器は，何があっても設定した呼吸回数は空気を送る。これがいわゆる「コントロール（control）」に相当する部分である。患者が設定回数より多く呼吸したければ，それも可能である。これが「アシスト（assist）」に相当する部分である。患者が人工呼吸器をトリガーさえすれば，あとは人工呼吸器が決まった吸気を送る。言い換えると，患者がしなければならないのは人工呼吸器のデマンドバルブを開くだけの吸気努力をして人工呼吸器に「呼吸をしたい」ことを知らせるだけで，あとは人工呼吸器がすべてを行う。

　人工呼吸器の呼吸回数が12回/分と設定されていれば，たとえ患者がまったく吸気努力をしていなくても，12回/分の呼吸が供給される。設定回数よりも多く呼吸したければ，患者は人工呼吸器をトリガーするのに必要なだけのフローまたは圧を起こせばよい。A/Cでは人工呼吸器が呼吸仕事量を肩代わりするので，患者が自分の呼吸に必要な仕事量をまかなえないような場合（ショック，ARDS，肺水腫，多臓器外傷など）に有用である。

コンプライアンス

　陽圧呼吸を理解するためには，呼吸器系コンプライアンスの概念を理解するのが重要である。数学的にコンプライアンスは，容量の変化と圧の変化の比率として表すことができる[訳注8]。

　呼吸器系コンプライアンス（C_{RS}）は，肺コンプライアンス（C_L）と胸壁コンプライアンス（C_{CW}）の2つの要素で構成されている。正常ではそれぞれ200 mL/cmH$_2$Oである。臨床においてこれらの2つを分けることは（少なくとも生きている患者では）非常に困難なので，並列回路で2つを合わせて考える。並列回路では，全抵抗の逆数がそれぞれの抵抗の逆数の和に等しくなるのを覚えているだろうか？　そうすると，

$$1/C_{RS} = 1/C_L + 1/C_{CW}$$

となる。これに正常な肺と胸壁のコンプライアンスを入れると，

$$1/C_{RS} = 1/200 + 1/200 = 2/200 = 1/100$$

になる。

　したがって，正常の呼吸器系コンプライアンスは100 mL/cmH$_2$Oになる。そうすると，マスクや気管チューブを介して5 cmH$_2$Oの圧をかければ，肺の容量は500 mLだけ大きくなること

になる。肺コンプライアンスを低下させる疾患（肺炎，無気肺，肺線維症，肺水腫，気胸）はいずれも，呼吸器系全体のコンプライアンスを低下させることになる。同じく，胸壁コンプライアンスが低下するような原因（皮下浮腫，全周性の熱傷，腹腔内圧上昇など）があると，呼吸器系コンプライアンスは低下する。

陽圧呼吸では，ある容量の空気（1回換気量と呼ばれる）を送るために肺にある圧をかける。決まった1回換気量を得るために必要な圧は，呼吸器系コンプライアンスで決まる。人工呼吸器を使うときには，圧と容量のどちらを従属変数にしてどちらを独立変数にするか，選ばなければならない。

1回換気量を独立変数するにするのなら，ボリュームアシスト／コントロール換気（VCV）またはボリュームコントロールと呼ばれるモードを使うことになる。このモードでは1回換気量を設定し，人工呼吸器はその1回換気量を達成するために必要な圧をかけることになる。コンプライアンスが低ければ，必要な圧は高くなる。コンプライアンスが改善すれば，設定した1回換気量を供給するのに必要な圧は低くなる。

1回換気量のかわりに，ドライビングプレッシャー（吸気の最中に起こる圧の変化）を設定するよう選択することもできる。この場合，1回換気量はコンプライアンスによって決まり，コンプライアンスがよくなったり悪くなったりすれば1回換気量は変化する。このようなモードは，プレッシャーアシスト／コントロール換気（PCV）またはプレッシャーコントロールと呼ばれる。

ボリュームコントロールとプレッシャーコントロールのメリット・

[訳注8] コンプライアンス＝容量の変化／圧の変化

デメリットを議論する人は多い。どちらを支持する人もいるが、この2つはコンプライアンスの式で結びついているというのが事実であり、唯一異なるのはどちらを設定するかだけである。なので、この議論は空騒ぎにすぎない。人工呼吸器は陽圧をかけなければ1回換気量を供給できないし、1回換気量を供給せずにドライビングプレッシャーをかけることはできない。

ボリュームアシスト/コントロール

ボリュームアシスト/コントロール換気(VCV)では、呼吸回数と1回換気量を設定する。この2つをかけ合わせた分時換気量によって、身体からどれだけ二酸化炭素が排出されるか決まる。安静時での正常な分時換気量は4〜5L/分だが、発熱や感染、代謝負荷があったり運動したときには増加する。呼吸回数や1回換気量を増やせば分時換気量が増えるので、より多くのCO_2を排出することができる。逆に、呼吸回数や1回換気量を減らして分時換気量を減らせば、動脈血二酸化炭素分圧は上昇する。VCVでは、患者が設定回数よりも多く呼吸したければ、それも可能である。患者の吸気努力が人工呼吸器をトリガーするたびに、設定した1回換気量が送られる。

何年にもわたって、人工呼吸器関連肺傷害(ventilator-induced lung injury：VILI)は主に気道内圧が高すぎることによって起こると考えられてきた。また同時に、$Paco_2$を正常範囲に保ち無気肺を防ぐために、大きめの1回換気量が使われていた。しかしこの20年間の研究によって、VILIをきたす主な要因は容量傷害(volutrauma)すなわち肺胞の過伸展であることが示された。ARDS

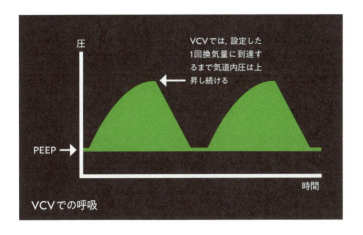

Networkによるランドマーク研究[3]は，1回換気量を4〜6 mL/kgにすることで，12 mL/kgと比較してARDSまたは急性肺傷害（acute lung injury：ALI）の死亡率が9％低下することを示した。この数字が大したことではないと思うならよく考えたほうがよい。1967年にARDSが最初に報告されて以来，生存率を改善させることを示したものはこれしかないのだから！

ARDS Networkの研究では対照群の1回換気量（12 mL/kg）が大きすぎたと批判する人もいるが，この1回換気量はおそらく今考えるよりも当時の実際の診療に近かったのではないだろうか。1回換気量を決めるには，実際の体重ではなく予想体重（predicted body weight：PBW）を使うのも重要である。200パウンド[訳注9]太ったからといって肺が大きくなるわけではない。予想体重は身長と性別に基づいて計算する。

[訳注9] 約90kg

> 男性　予想体重(kg) = 0.91 ×［身長(cm) − 152.4］+ 50
> 女性　予想体重(kg) = 0.91 ×［身長(cm) − 152.4］+ 45.5

　1回換気量の初期設定は通常は6〜8 mL/kgにし，ALIやARDSでは4〜6 mL/kgにするのがより適切である。閉塞性肺疾患では，空気とらえこみを防ぐため少し大きめの1回換気量(7〜8 mL/kg)が必要になることが多い。しかし，たとえ肺が正常であっても，8 mL/kgより大きな1回換気量にするとVILIを起こすことがあるというエビデンスもあるため，これより大きくすることは勧められない[4]。

　1回換気量を設定したら，肺胞にかかっている圧を確認する。この圧はプラトー圧と呼ばれ，吸気終末で0.5〜1秒間のポーズを入れることで測定できる(ほとんどの人工呼吸器ではボタンひとつでこの操作ができるようになっている)。吸気終末でポーズをすれば，空気の流れは停止する。自分でも息を吸ってそこで1秒間息を止めれば同じことを再現できる。空気の流れがなければ呼吸器系全体で圧が等しくなるので，気管チューブ内で測定した圧が肺胞内の圧と等しくなる。

　安全なプラトー圧上限は普通30〜35 cmH$_2$Oだといわれている。健康な被験者に全肺気量まで息を吸ってもらうと最大経肺圧は30〜35 cmH$_2$Oになる，というのがこの数値の根拠になっている。しかし，実際のところ本当に「安全な」プラトー圧がどれくらいなのか，そもそもそのような圧が存在するのか，誰もわかっていない。ARDS患者を対象にした研究では，プラトー圧が低ければ

低いほど生存率は高くなることが示されているが[3]，これは単に相関関係を示しているだけであって因果関係ではないかもしれない。また，VILIの主な機序は容量傷害であって[5]，圧傷害とは関係なく起こる。したがって，プラトー圧が35 cmH$_2$Oを超えないようにするのは理に適っているが，それと同時に，たとえプラトー圧が30 cmH$_2$O未満であっても，推奨されているよりも大きな1回換気量を使うことは安全とはいえない。プラトー圧が35 cmH$_2$Oを超えるときには，必要に応じて1回換気量を4 mL/kgまで下げる。1回換気量が大きすぎると危険なので，分時換気量は主に呼吸回数で調節することになる。

プレッシャーアシスト/コントロール

　プレッシャーアシスト/コントロール換気(PCV)では，呼吸回数と吸気圧(ドライビングプレッシャー)を設定する。吸気圧とは，人工呼吸器が始める吸気であれ，患者がトリガーした吸気であれ(A/Cでは患者は設定回数より多く呼吸できるのを覚えているだろうか？)，吸気の間に起こる圧の変化のことである。PCVではさらに，吸気時間(I-time)も設定しなければならない。VCVでは，設定した1回換気量に達すれば人工呼吸器は空気を送るのを止める。一方のPCVでは，人工呼吸器は気道内圧を設定まで上げると，そこで決められた時間だけ圧を保ってから空気を送るのを止める。この時間が吸気時間である。

　吸気時間と呼気時間の比をI：E比と呼ぶ。自分で呼吸をしているときには，I：E比は通常1：2～1：4である。言い換えると，吸気におよそ1秒，呼気におよそ2～4秒を費やしている。人工呼

吸器を設定するときには，1回あたりの呼吸時間に注意を払う。呼吸回数が20回/分であれば，1回あたりの呼吸の時間は3秒（60秒÷20）になる。ここで，吸気時間が1秒なら呼気時間は2秒で，I：E比は1：2になる。呼吸回数が15回で吸気時間が1秒なら，I：E比は1：3になる（1回の呼吸あたり60秒÷15＝4秒）。

　I：E比が1：1よりも大きくなっていることを逆比換気と呼ぶ。呼吸回数が20回で吸気時間が2秒なら，I：E比は2：1になる。2秒で吸って1秒で吐くのを試してみると，不快なのがわかるだろう。特別な状況（重症ARDSなど）では逆比換気が有用なこともあるが，患者自身は不快なので，かなり深く鎮静しなければならない。一般的にI：E比は1：2〜1：4にするのがよい。

　吸気圧とは，吸気での圧の変化を指す。これの意味するところは，吸気ではPEEPから始まって気道内圧が吸気圧の分だけ上昇してピーク圧に達し，吸気時間だけその圧を保ち，それからまたPEEPに下がるということだ。例を挙げてみよう。呼吸回数15回/分，吸気圧20 cmH$_2$O，吸気時間1.0秒，PEEP 10 cmH$_2$Oに設定したとする。1分間に15回，気道内圧はPEEPの10 cmH$_2$Oからピーク圧30 cmH$_2$Oにまで上昇する（ピーク圧−PEEP＝吸気圧）。気道内圧は30 cmH$_2$Oを1秒間維持し，そのあとPEEPの10 cmH$_2$Oに戻る。

　同じ吸気圧でも，患者の呼吸器系コンプライアンスが変われば1回換気量も変わる。コンプライアンスが低くて，たとえば15 mL/cmH$_2$Oだったとすると，吸気圧が20 cmH$_2$Oのとき1回換気量は300 mLになる。ここでコンプライアンスが2倍の30 mL/cmH$_2$Oへ改善したとすると，1回換気量も2倍の600 mLになる。重症患者ではコンプライアンスが急速に変化し，1回換気量がそ

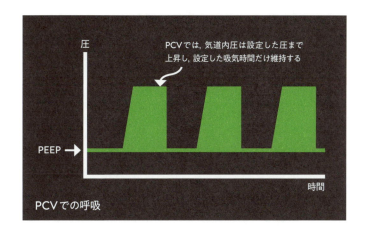

PCVでの呼吸

のつど変動することがある。1回換気量が安定せず保証されないことがPCVの欠点だと考える医師もいる。

吸気圧は，1回換気量が予想体重あたり6〜8 mL/kg（ALI/ARDSでは4〜6 mL/kg）になるように設定する。コンプライアンスが改善すれば，1回換気量をこの範囲に保つために吸気圧を下げる必要がある。PCVでの独立変数は容量ではなく圧だが，容量傷害の危険性を無視してはならない。ピーク圧（吸気圧＋PEEP）は30〜35 cmH$_2$Oを超えないように設定する。

chapter 7

同期式間欠的強制換気

　間欠的強制換気(intermittent mandatory ventilation：IMV)は，アシスト/コントロール換気(A/C)のかわりになるモードとして1970年代に導入された。アシスト/コントロールと同じく，1分あたりに設定された回数の吸気を送る。IMVはのちに進歩して，人工呼吸器による呼吸を患者の自発呼吸と同期させられるようになった。すなわち，患者が呼吸しているのを感知したら人工呼吸器は吸気を送るタイミングを遅らせて，患者が息を吐こうとしているのに吸気を送ったりしないようにする。このように患者の呼吸に同期(synchronize)するので，頭にSがついて同期式間欠的強制換気(synchronized intermittent mandatory ventilation：SIMV)という名になっている。

　SIMVでは人工呼吸器による呼吸をボリュームコントロール(医療者が1回換気量を設定する)にすることが多いが，それ以外にすることも可能で，多くの人工呼吸器ではプレッシャーコントロールにすることも漸減波のボリュームコントロールにすることも可能である。これはアシスト/コントロール換気と同じである。

　アシスト/コントロールと異なるのは，SIMVでは患者自身による呼吸には人工呼吸器から吸気が送られないことである。言い換えると，患者は自分で吸えるだけの呼吸をすることになる。たとえば，SIMVで呼吸回数が10回/分，1回換気量を500 mLに設定

したとすると，1分間に10回，500 mLの呼吸をすることは保証されている。もし，患者自身の呼吸回数が20回／分で設定回数よりも10回／分だけ多ければ，この10回分の呼吸では患者は自力で吸えるだけの1回換気量を吸うことになる。患者自身による1回換気量は，呼吸筋力，コンプライアンス，呼吸努力の強さによって毎回変わる。SIMVでの1回換気量は次のようになる（人工呼吸器による1回換気量を細字で，自発呼吸による1回換気量を太字で示してある）：

500 − **254** − 500 − 500 − 500 − **399** − 500 − **526** − **122** − 500 − 500

患者に筋力があって十分な1回換気量を吸えるのであれば，これで問題はない。しかし呼吸筋力が十分でなければ，SIMVでは無効な自発呼吸が行われるために，呼吸仕事量が大きくなりすぎる危険性がある。呼吸筋にとっては深く息を吸うよりも速く吸うほうが負担が少ないので，呼吸筋力が弱っている患者は150〜180 mLの1回換気量で30回／分呼吸するかもしれない。これでは解剖学的死腔をわずかに上回るに過ぎない！　このような無効な呼吸をすることで，急速に呼吸筋疲労をきたす。

　SIMVで無効な自発呼吸が起こる問題を解決するために，現在の人工呼吸はプレッシャーサポート（pressure support：PS）で患者の自発呼吸を手助けすることができる。PSは患者が息を吸っているのを感知したときだけ人工呼吸器が圧をかけるのであって，人工呼吸器であらかじめ設定された吸気を送るわけではない。それに対してアシスト／コントロール換気では，患者が息を吸おうと

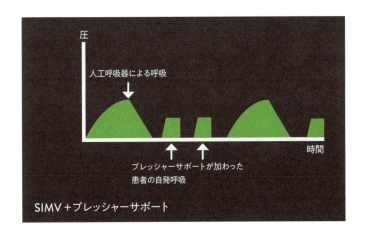

すると人工呼吸器が設定された通りに吸気を送るので，PSはついていない。患者の吸気努力が弱ければ弱いほど，十分な1回換気量を供給するのに必要なPSは高くなる。PSの設定は患者の呼吸回数，自発呼吸での1回換気量，快適さに応じて調節する。プレッシャーサポート換気についてはchapter 8でさらに詳しく説明する。

　SIMVで人工呼吸を開始するときには，アシスト/コントロール換気の場合と同じように呼吸回数と1回換気量を設定する。すなわち，1回換気量は予想体重あたり6〜8 mL/kg（ARDSでは4〜6 mL/kg），呼吸回数は12〜18回/分にする。PSは通常10 cmH_2Oに設定し，自発呼吸の1回換気量が著しく小さい（3〜4 mL/kg）ようなら圧を上げる。急性呼吸不全から回復してくれば，PSはそのままにして呼吸回数を減らす。こうすることで，自発呼吸が増えて人工呼吸器による呼吸は減ることになる。抜管できるようになるまでこれを続ける。

　IMV（のちにはSIMV）は当初，アシスト/コントロールよりも早く

人工呼吸器から離脱するための手段として導入された。しかし，このような優位性はこれまで証明されていない。人工呼吸は呼吸を手助けするだけの器械であって，病気や傷害からの回復には何ら影響しないことを考えるともっともなことである。言い換えると，人工呼吸器から離脱するタイミングは患者の回復次第で，どの人工呼吸器モードを使っているかは関係ない。PSを使ったSIMVで，呼吸回数を減らしていくことで次第に呼吸筋の負荷を増やしていく方法も，患者の転帰を改善すると示されているわけではない。今のところ，人工呼吸器離脱の最も有効な方法と考えられているのは，Tピースか低いPSを使った自発呼吸トライアル(spontaneous breathing trial：SBT)を毎日行うことである[6]。

　SIMVが横隔膜の萎縮を防ぐという考え方も証明されているわけではない。横隔膜は生涯を通じて収縮し続ける筋肉で，たとえアシスト／コントロールにしたからといって収縮が止まってしまうわけではない。呼吸筋の萎縮は，長期にわたって神経筋遮断薬を使ったり，ステロイドを投与したり，栄養状態が悪かったり，重症疾患があったりすることで起こる。どのような**人工呼吸器モードを使ってもこれらを予防できるわけではない**。

　以上のような問題はあるものの，患者の呼吸仕事量や快適さに注意を払い，必要に応じてPSや適切な呼吸回数を設定すれば，SIMVを使うことに何ら問題はない。ただし，SIMVを使う場合でも，自発呼吸トライアルは毎日行うべきである。結局のところSIMVを使うかどうかは，それぞれの施設での医師や呼吸療法士の好みと，どのモードに慣れているかによって決まる。

chapter 8

プレッシャーサポート換気

　患者に呼吸ドライブは十分にあるが，まだ人工呼吸器の手助けなしには自力で呼吸できないとしよう。このようなときには，プレッシャーサポート換気(pressure support ventilation：PSV)を使えば患者は自発呼吸を行うことができる。実のところ，PSVでは呼吸回数を設定しないので，患者は自分で呼吸するよりほかない。患者自身の呼吸回数が4回／分であれ，40回／分であれ，呼吸はその通りに行われる。

　深く鎮静されていたり神経筋遮断薬を投与されている患者では，PSVを使うべきではない(あたりまえのことではあるのだが)。ショックであったり，代謝需要が高かったり，重度の肺傷害またはARDSのある患者には，最適なモードとはいえない。このような症例では，アシスト／コントロール(A／C)のようなモードのほうが適している。患者の呼吸が「当てにならない」場合にもA／Cのほうがよい。これは，薬物中毒であったり，痙攣重積発作，神経筋疾患，脳幹梗塞，高位頸椎損傷といった，十分に換気ができない状態の場合である。

　PSVは「回復期モード」と考えておくとよい。もともとの疾患や傷害が最も悪い状態から脱し，人工呼吸器で少し助けさえすれば自分自身で換気を維持できるようなら，PSVを考慮する。

　PSVでは，人工呼吸器は患者自身による吸気努力を後押しす

る。患者が人工呼吸器をトリガーする，すなわち患者が呼吸を始めて人工呼吸器がそれを感知すると，人工呼吸器は回路内の圧を設定まで上げる。それによって空気が人工呼吸器から患者の肺へ流れる。どれだけの1回換気量が送られるかは，呼吸器系のコンプライアンスによって決まる。コンプライアンスとは容量の変化を圧の変化で割ったものなので，プレッシャーサポートの圧を10 cmH_2O に設定していて1回換気量が400 mLであれば，呼吸器系コンプライアンスは40 mL/cmH_2O ということになる。コンプライアンスが改善する(例：肺水腫が軽快，呼吸筋力が改善，大量胸水をドレナージ)と，1回換気量を保つのに必要な圧は低下する。プレッシャーサポート(PS)とは，自発呼吸している患者が十分な1回換気量を保つために必要な圧の後押しだと考えればよい。

人工呼吸器が圧を上げる，すなわち後押しするタイミングを知らせるのがトリガーだとすると，圧をかけるのを止めるタイミングを人工呼吸器に知らせるのは何だろう？　答えは流量である。人工呼吸器が圧(仮に15 cmH_2O だとする)をかけ始めるときに，患者の肺へ流れる流量は最も大きくなる。同じ圧をかけ続けていれば，肺が大きくなるにつれて流量は次第に小さくなる。もし人工呼吸器が空気を送るのを止めさせなければ，患者の肺の圧がプレッシャーサポートの圧と等しくなるまで空気が流れ続けることになる。想像してみればわかるように，これはあまり快適ではない。これを解決するのが「フローサイクル」である。吸気始めの流量を100%として，吸気流量がある割合に低下したときに，人工呼吸器は圧を基線(PEEPを使っていなければ0, PEEPを使っていれば設定したPEEP)まで下げるようにプログラムされている。通常この割合は25%に設定されているが，患者－人工呼吸器同調性を改善するために

変更することもできる。

このような例を考えてみよう。PSVで、PEEPが5 cmH$_2$O, PSが15 cmH$_2$Oに設定されているとする。PSVなので呼吸回数や1回換気量の設定はなく、患者自身の呼吸によって決まる。PSが患者の呼吸を後押しして、コンプライアンスに応じてどのくらいの1回換気量が送られるかが決まる。フローサイクル(人工呼吸器にPSをかけるのをやめさせる合図)は25％である。

患者が人工呼吸器をトリガーすると、圧は5 cmH$_2$O (PEEP)から20 cmH$_2$O (PEEP + PS)へと上昇する。吸気始めの吸気流量が40 L／分であったとすると、吸気流量が10 L／分(40 L／分の25％)に低下するまで人工呼吸器は20 cmH$_2$Oの圧をかけて肺へ空気を流し続ける。吸気流量が10 L／分まで下がると、人工呼吸器は圧を20 cmH$_2$Oから5 cmH$_2$Oへと下げ、患者は受動的に息を吐く。

どれくらいのPSが必要かは患者次第である。PSはあくまでも後押しである。患者の呼吸筋が疲れてしまったり、コンプライアンスが悪化したりすれば(例：肺炎,肺水腫)、より高いPSが必要になる。反対に、呼吸筋力が強くなればPSを下げられる。どれだけのPSが必要か判断する最善の方法は、患者を観察することである。例を挙げる。ある女性患者がPSVで換気されていて、PEEPは5 cmH$_2$O, PSは10 cmH$_2$Oに設定されている。呼吸回数は30回台で1回換気量は200 mL台前半だったとすれば、明らかにPSが不十分だ！　そこでPSを20 cmH$_2$Oまで上げたとする。今度は呼吸回数は8回／分に低下して、1回換気量は800〜900 mLになった。患者の呼吸は先ほどよりは快適そうだが、快適すぎるかもしれない。適切な1回換気量は予想体重あたり6〜8 mL／kgなので、身長208 cmの女子プロバスケットボールの選手でもないか

ぎり，この1回換気量は大きすぎる。そこでPSを14 cmH$_2$Oに下げたところ，呼吸回数は16〜20回／分となり，1回換気量は380〜450 mLになった。これで完璧！　患者を観察することは重要である。呼吸補助筋の使用，冷汗，頻脈，奇異呼吸（胸部と腹部が同調せずに動く呼吸のこと）などがあれば，人工呼吸器の設定が患者の必要に合っていなっていないことがわかる。

　　PSVでのウィーニングは非常にシンプルだ。患者がよくなるにつれ，快適に呼吸するのに必要な後押しは少なくなるので，筋力が回復するにつれて先に述べたようにPSを下げればよい。快適に呼吸をするのに必要なPSが10 cmH$_2$O未満にまで下がったら，自発呼吸トライアルをするタイミングだ。これは重要なトピックなのでchapter 13で詳しく述べる。

ボリュームサポート換気

　　ここまでの話でPSVがよいものだとわかってもらえただろうか。しかし，PSVには欠点もある。まず1つは，最も重大な点だが，人工呼吸器で呼吸回数を設定できないことだ（もう何回も同じことを言ったのはわかっているが，それでも繰り返さなければならない）。無呼吸を繰り返していたり，PSを高くしていても高二酸化炭素血症になるような患者では，呼吸回数を設定できるようなモードに変更しなければならない。

　　2つ目の欠点は，PSVでは1回換気量が当てにならないことだ。「当てにならない」というのは信用できないという意味ではない。PSVでは1回換気量が大きく変わることがあるという意味だ。覚えているだろうが，PSVではPSは一定で，1回換気量はコンプラ

イアンスと呼吸筋力によって決まる。患者が疲れてしまったり，コンプライアンスが低下すると，1回換気量は低下する（そして，分時換気量を維持しようと呼吸回数が増加する）。朝の回診のときにはPEEP 5 cmH$_2$O，PS 10 cmH$_2$Oの設定で1回換気量が500 mL台，呼吸回数が20回／分未満で，患者もにっこりしていて順調に見えていたとしても，午後までには疲れてしまうこともある。この設定では，患者がトリガーするたびに人工呼吸器は圧を5 cmH$_2$O（PEEP）から15 cmH$_2$O（PEEP＋PS）へと上げるが，1回換気量が300 mLしかなく，呼吸回数が35回／分になっているようであればよくない状況だ。

　この問題を解決する方法の1つに，呼吸療法士に1日中人工呼吸器に張りついてもらうというのがある。1回換気量が大きければ呼吸療法士がPSを下げ，1回換気量が低くなれば呼吸療法士がPSを上げる。たとえば，ある患者にとって適切な1回換気量が450 mLだと回診で決めたとする。人工呼吸器を調節したところ，PSを12 cmH$_2$Oにすれば1回換気量は450 mLあたりに落ち着いた。あとは我々の信頼する呼吸療法士の出番である。鷹のように警戒して1回換気量を監視する。390 mLに下がった。すぐさま，この呼吸療法士はPSを15 cmH$_2$Oに上げて，1回換気量を450 mLに戻す。待て，今度は520 mLになった！　呼吸療法士はすぐさまPSを13 cmH$_2$Oに下げる，といったように。なんと長い勤務になることか。

　この方法ではマンパワーをかなり無駄にしてしまう。人工呼吸器1台につき1人呼吸療法士を張りつきっぱなしにするかわりに，人工呼吸器に同じ作業をしてもらうのはどうだろう？　というのがボリュームサポートなのだ。目標とする1回換気量とPEEPを

設定すると，人工呼吸器が目標の1回換気量を保つよう自動的にPSの圧を上げ下げする。人工呼吸器は3呼吸ごとに1回換気量を分析して，PSを調節する。PS換気であることには変わりないので，呼吸回数を設定することはできず，フローサイクルである。しかし，PSは自動的に調節されて変化する。

ボリュームサポート換気 (volume support ventilation：VSV) はPSVからの自然な進化で，人工呼吸器の新しいテクノロジーである。患者には自発呼吸をさせながら，コンプライアンスと吸気努力に応じて自動的に調節が行われる。VSVで患者の状態がよいかどうか知るのは簡単だ。単に患者と最高気道内圧を見ればいい。知っての通り，最高気道内圧とはPEEPとPSの合計だ (PEEPが5 cmH_2O，PSが10 cmH_2Oなら，最高気道内圧は15 cmH_2Oになる)。VSVでは，目標とする1回換気量に保つように人工呼吸器がPSを上げ下げする。1回換気量の目標が450 mLでPEEPが5 cmH_2Oだったとする。VSVで人工呼吸を始めたときの最高気道内圧が17 cmH_2Oだったなら，この1回換気量を得るために必要なPSは12 cmH_2O (17−5) である。次の日に最高気道内圧が22 cmH_2Oに上がっていれば，患者は前日よりもっと高いPS (17 cmH_2O) での後押しを必要としていることになる。

またその次の日に今度は最高気道内圧が9 cmH_2Oに下がっていれば，患者の状態はよくなっていて，1回換気量を450 mLにするために必要なPSが4 cmH_2Oに下がっていることになる。明らかに改善しているといえる。実際のところ，必要なPSが10 cmH_2O未満なので自発呼吸トライアルのタイミングだ。

chapter 9

PEEP と CPAP

　高校の科学では，息を吸うことで酸素を血液に取り込んで，息を吐くことで二酸化炭素を身体から出すと習った。これは空気の流れを大まかにみれば正しい。しかし，数秒間あるいは数分間，息を止めたからといって，ガス交換が止まらないことも今では知っている。機能的残気量(functional residual capacity：FRC)と呼ばれる空間では，息を止めていても肺血流と肺胞の空気の間でのガス交換が行われる。FRCは肺の「予備区域」で，一時的に呼吸が停止したとき(水中で泳いでいたり，喉に肉が詰まったときなど)にでも，ガス交換という重要な機能を維持する働きがある。FRCがなければ生きていくのは難しいだろう！

　ベッドに横になっているところに誰かが胸の上に大きな重い砂袋を落としたら，即座に息をするのが難しくなるだろう。これは呼吸筋が動きにくくなって，FRCが圧縮されるためである。一方で，砂袋を胸の上に落とすことを数秒前に聞いていれば，息を吸って胸と腹の筋肉に力を入れることで衝撃を最小限になるようにするだろう。重りが胸に落ちてくると考えただけで，おそらくもうすでにそうしているはずだ。

　もう1つの例を挙げよう。高速で走っている車の窓から頭を外に出すと，息を吸うときには空気が勢いよく口から入ってきて，吐くときには抵抗があるのを感じるだろう。事実上，これが持続気

道陽圧(continuous positive airway pressure：CPAP)だ。吸気と呼気の両方で呼吸器系に陽圧が加わる。CPAPという用語は自発呼吸のときに使う。

呼気終末陽圧(positive end-expiratory pressure：PEEP)は，CPAPと非常によく似ている。PEEPという用語は，器械呼吸を行っているときに肺胞を開いておく圧を指す。吸気には人工呼吸器からさらに陽圧が加わるので厳密にはCPAPではないのだが，圧をかけなければ虚脱してしまうような肺胞を陽圧で広げ，FRCを保ったり大きくしたりするという意味では，CPAPとほぼ同じように作用する。用語の使い分けとしては，PEEPはA／CやSIMVといったモードのときに使い，CPAPは非侵襲的人工呼吸やプレッシャーサポート換気のときに使う。

FRCを減らして，肺胞を水浸しにしたり虚脱させたりする病気や状態には，ARDSや肺水腫，肺炎，誤嚥性肺臓炎，肺挫傷，肺胞出血などがある。これらはすべてシャント率を増やすことで低酸素血症性呼吸不全を引き起こす。シャントというのは，肺の中で血流はあるが換気がない部分のことを指す。PEEPを使うことで，肺の中でシャントになっている部分を開いたり呼気の間に虚脱するのを防いだりして，シャント率を減らすことができる。一般論として，胸部X線で本来黒く見える部分が白くなっているようなときには，低酸素血症を是正するためにPEEPを用いる。言い換えると，画像的に浸潤影があるようなときにはPEEPを使うことになる。

たいていの場合，人工呼吸を開始するときにはPEEPを3〜5 cmH_2Oにする。理論的には，これくらいPEEPをかけることで背側の無気肺を防ぎ，換気-血流比を維持するのに役立つ。実際のところはと言うと，まあ，いつもこうするからこのようにしている。

一般にこれくらい低いPEEPが害になることはない。

　もっと重度の低酸素性呼吸不全(特にARDS)の場合，PEEPを上げることでガス交換と肺リクルートメントを改善することができる。最適なPEEPはわかっていないが，通常は8～15 cmH$_2$Oくらいで十分である。ARDS Networkによる研究[3]では，PEEP／F$_{IO_2}$表を使い，F$_{IO_2}$が100％ならPEEPを18～24 cmH$_2$Oに上げるようになっている。その後に行われたALVEOLI trial[7]は高PEEP設定と低PEEP設定の効果を比較したが，死亡率には両群の間に有意差はなかった。しかし，ここで重要なのは両群ともにPEEPを使ったことである。

　PEEPを調節するのに，コンプライアンスが改善して酸素化が十分になるまでPEEPを上げるという方法を採ってもよい。ただし，このときにはプラトー圧に注意する。PEEPを上げたよりも大幅にプラトー圧が高くなれば，肺リクルートメントは起こっておらず肺は過膨張しているかもしれない。PEEPを徐々に下げて調節する方法を採ってもよい。この場合，まず1回換気量を予想体重あたり6 mL／kg，PEEPを20 cmH$_2$Oに設定して，酸素化を十分(Sp$_{O_2}$ 88～94％)に保てるようにF$_{IO_2}$を設定する。そこから3～5分おきにPEEPを1～2 cmH$_2$Oずつ下げて，Sp$_{O_2}$とコンプライアンスを観察する。Sp$_{O_2}$が88％未満に低下するかコンプライアンスが低下したところで，PEEPをそれよりも1～2 cmH$_2$O高く設定する。

　過剰なPEEPによって起こる主な合併症に，肺胞の過伸展がある。それによって，静脈還流が減少して低血圧になったり，肺毛細血管を圧迫してガス交換を障害したりする。PEEPを10～12 cmH$_2$Oよりも低くしているかぎり，通常は静脈還流の低下は起こ

らない。もしこの程度のPEEPで血圧が低下するようであれば、たいていは循環血液量の低下があり、輸液が必要である。肺胞の過伸展によってガス交換が障害されるのは、死腔（換気があっても血流がない）が増えるのが原因である。死腔が増えると$PaCO_2$は上昇してPaO_2は低下する。

　これまでに異なる意見を聞いたことがあるかもしれないが、PEEPは人工呼吸器関連肺傷害（VILI）の主な原因ではない[5]。VILIは主に吸気時に肺胞が過伸展することによって起こるので、容量傷害（volutrauma）がその機序であって、圧傷害（barotrauma）ではない。肺胞にかかる圧の高低にかかわらず、大きすぎる1回換気量は肺胞損傷や肺間質気腫、気胸、気縦隔の原因になる。これが、以前に使われていたよりも生理的な1回換気量（4〜8 mL/kg）を使う根拠である[4]。

　必要なFiO_2が50〜60％以下に下がれば、酸素化が保たれているかぎりPEEPを徐々に下げられる。PEEPを下げた後にコンプライアンスが悪化したり、低酸素血症になるようであれば、肺胞が虚脱したことを示す。通常、PEEPは5 cmH$_2$Oまで下げる。この5 cmH$_2$Oという数字が恣意的なのはわかっている。一般に、FiO_2 40％、PEEP 5 cmH$_2$Oで十分な酸素化を保てるようであれば、自発呼吸トライアルをして抜管の評価をするタイミングだ。

chapter 10

トリガーと流量

トリガー

　トリガーとは，患者が息を吸いたいことを人工呼吸器に知らせる方法を示す用語である。トリガーには2種類ある。1つは圧の変化を感知する方法(圧トリガー)で，もう1つは流量の変化を感知する方法(フロートリガー)だ。

　圧トリガーでは，患者は設定したトリガー感度(通常は1~4 cmH_2O)の分だけ気道内圧をPEEPより低くする必要がある。正常の状態ではトリガーするのにそれほどの吸気努力を要しない。PEEPを5 cmH_2O，トリガー感度を2 cmH_2Oに設定している場合，患者が気道内圧を3 cmH_2Oまで下げれば，人工呼吸器は患者が息を吸いたがっていることを感知して吸気を送る。COPDや喘息，その他の動的過膨張(auto-PEEP)が起こりやすい状態では，圧トリガーでは問題が起こることがある。たとえば，PEEPの設定は5 cmH_2Oだが，内因性PEEP (auto-PEEP)が12 cmH_2Oあったとしよう。患者が人工呼吸器をトリガーするためには，トリガー感度の2 cmH_2O分だけ気道内圧をPEEPより低くして3 cmH_2O (5−2=3)にしなければならない。しかし，内因性PEEPが12 cmH_2Oあれば，患者は人工呼吸器をトリガーするために9 cmH_2O (12−3=9)だけ胸腔内圧を陰圧にしなければならなくな

る。これは控えめに言っても非常に難しい。

　身体診察で，患者が吸気努力をしているのに人工呼吸器が吸気を供給していなければ，無効なトリガーがあることはわかる。筆者は，患者の胸に手を置いて診察するようにしている。患者が息をしようとして胸が動いているのに人工呼吸器が吸気を始めなかったり，患者の吸気努力からかなり遅れてから吸気を送っていれば，トリガーは無効である。食道内圧プローブを使って観察することもできる。食道内圧は胸腔内圧を反映するので，食道内圧プローブが陰圧を示しているのに人工呼吸器が吸気を送っていなければ，患者は人工呼吸器をトリガーできていないことがわかる。身体診察のほうが食道内圧プローブを挿入するよりも簡単で，同じくらい信頼できる。

　トリガーをもっと容易にするために，たいていの人工呼吸器では吸気流量の変化でトリガーできるようになっている。このフロートリガーの感度は通常1〜6L/分にする。内因性PEEPの有無とは無関係である。フロートリガーで起こりうる問題点は，圧トリガーの場合とは逆である。フロートリガーのトリガー感度が低すぎれば，「オートトリガー」が起こって，患者が息を吸おうとしていないときにも人工呼吸器が吸気を送ることがある。結露や分泌物，亢進した心臓の収縮，患者の体動などによる回路の振動を，人工呼吸器が流量の変化として間違って拾い上げるために，吸気を送ってしまうのだ。人工呼吸器の画面を見てたくさんの呼吸が連なっているようであれば，オートトリガーが起こっている。解決するにはトリガー感度を鈍くする（トリガー感度設定を上げる）か，圧トリガーに変更する。

流 量（フロー）

　私たちが自発呼吸するときには，吸気流量のパターンは正弦波様になっている。流量は1回換気量が入り終わる直前まで急速に大きくなり，そこから0になるまで減少する。そのあと呼気が受動的に起こる。人工呼吸器による陽圧呼吸では，流量パターンに矩形波か漸減波のどちらかを用いる。

　古い型の人工呼吸器で従量式換気（VCV）をするときには，吸気流量が一定の矩形波を使う。吸気を送るときには，人工呼吸器は吸気弁を開いて空気を一定の流量で送り，1回換気量が目標に到達したところで空気の流れを止める。これは圧縮空気で風船をふくらませるのに似ている。引き金から手を離すまで，空気は風船に一定の流量で流れるわけだ。人工呼吸器グラフィックでは，吸気の流量波形が長方形に見える。患者の多くは一定の流

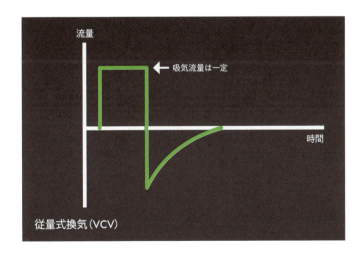

量で息を吸うのを不快だと感じる。というのは結局のところ，これは消火栓から直接水を飲んでいるかのようだからだ。また，矩形波にすると最高気道内圧が高くなる（とはいってもプラトー圧が高くなるわけではなく，高くなった分の圧は気管チューブや気道に空気を通すのに費やされる）。

従圧式換気(PCV)やプレッシャーサポート換気，圧補正従量式(pressure-regulated volume control：PRVC)では，吸気流量が減少していく漸減波のパターンになる。新しい型の人工呼吸器であれば，VCVでも漸減波を選べる。漸減波では，吸気の流量波形が傾斜のかかった屋根のように見える。吸気が始まるときに流量は最大になり，肺に空気が入るにつれて吸気圧は一定のままで吸気流量は低下する。

矩形波が消火栓から直接水を飲むようなものだとしたら，漸減波は庭のホースを親指で押しているようなものだ。複雑な迷路を水で満たすには，水の流れをゆっくりにして，隅々や割れ目にまで

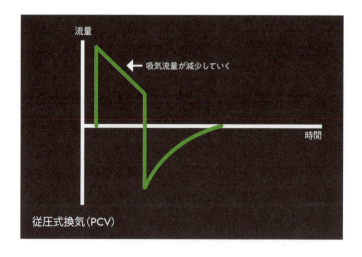

水が行き届くようにしなければならない。このたとえを人工呼吸器に当てはめると，漸減波を使ったほうがコンプライアンスの低い部分にも空気がよりよく分布するように思える(実際そうなる)。

たいていの患者には漸減波のほうがうまく合うが，矩形波のほうがうまくいく患者もいる。COPD急性増悪や喘息発作の患者には強い空気飢餓(air hunger)があり，できるだけ早く肺へ空気を吸い込もうとする。そのため吸気流量が遅いと呼吸困難を起こし，空気飢餓感がさらに悪化する。

呼気は受動的に起こり，呼気流量は肺のエラスタンスと気道の抵抗で決まる。エラスタンスとはコンプライアンスの逆数で，圧の変化を量の変化で割ったものである。エラスタンスの高い(コンプライアンスの低い)肺はエラスタンスの低い肺に比べて縮むのが速く，すぐに空になる。固くて気道抵抗が低い肺は息を吐き出すのにそれほど時間がかからず，空気は勢いよく出ていく。一方で，コンプライアンスが高く(エラスタンスが低く)気道抵抗の高い肺が息を吐き出すには，非常に長い時間がかかる。後者の例としてはCOPDや喘息発作があり，肺へ空気を送り込むのは問題ないが，肺から空気を吐き出すのが難しい(弾性収縮が弱い，炎症のために気道が細い，あるいはその両方によって)。人工呼吸器を使っているときには，呼気の流量波形が基線，すなわち0に戻っているのを確認することが重要である。もし戻っていなければ，動的過膨張(auto-PEEP)の原因になる。動的過膨張が重度の場合，胸腔内圧が上昇して心臓への静脈還流が阻害される。

動的過膨張は身体診察で明らかなことが多い。患者はたいてい不快そうで，呼気時に腹筋が収縮し(空気を押し出そうとするため)，呼気全体で喘鳴がはっきりと聴取できる。auto-PEEPの程度次

chapter 10 | トリガーと流量

第では，頸静脈怒張が起こることもある。人工呼吸器のモニターを見ると，呼気流量が基線に戻っていない。呼気終末で人工呼吸器を0.5〜1.0秒間一時停止すると(この操作は呼気ポーズと呼ばれる)，肺胞の呼気終末圧を測定することができる。この圧が設定したPEEPよりも高ければ，auto-PEEPが存在することがわかる。

　動的過膨張が起こっていれば，人工呼吸器設定を調節して呼気で空気が完全に出ていくようにしなければならない。そのためには，呼吸回数設定を下げ，吸気時間を短くする。気管支拡張薬やステロイドは気道抵抗を下げるのに役立つ。興奮して頻呼吸になるのを最小限にするために，十分に鎮静する。

　COPD患者にauto-PEEPがあるときには，人工呼吸器でPEEPをかけると気道を開いておくのに役立つこともある。COPDでは気道周囲の肺胞や細気管支の構造が破壊されて弾性収縮力が弱まっているため，呼気流量が大きくなるときに細い気道が虚脱しやすくなっているからである。Bernoulliの法則を覚えてい

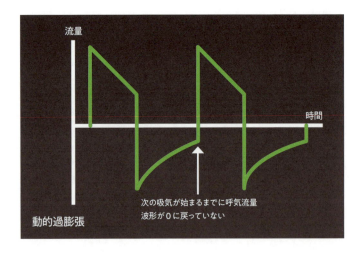

るだろうか？　速度が速くなると圧が下がるという法則だ。飛行機が空を飛んだり，竜巻で屋根が吹き飛んだりする（家の中の圧が外よりも高くなるため）のはこの法則で説明できる。本来であれば気道周囲の肺実質が気道を開いておくよう支えるはずなのだが，COPDでは肺実質が損傷されたり破壊されたりしているため，流量が大きくなると気道は虚脱してしまう。そこで，PEEPやCPAPをかけて気道を開いておけば，気道の虚脱や肺の動的過膨張は起こりにくくなる。

　測定したauto-PEEPの75〜85％のPEEPをかければ気道を開いたままにできるが，この圧が呼気を妨げることはない[8]。これは「滝効果(waterfall effect)」と呼ばれている。川が渓谷を勢いよく流れて滝へ向かったとする。水が滝から流れ落ちるところが臨界点となり，ここで流れは乱流になって秩序なく流れることになる。水は下流へと流れてほしいが乱流になることは避けたいときには，滝の下流側の川の高さをなんとかして臨界点まで上げれば，水の流れは滝によって無秩序になることなく渓谷を流れ続けることになる。このたとえでは，臨界点の高さが呼気時に小さい気道が虚脱する圧に相当し，このためにそれより上流にある肺胞で空気とらえこみが起こる。人工呼吸器でPEEPの設定を肺胞の圧(auto-PEEP)の75〜85％にまで上げれば，臨界点が安定化する。すなわち，下流側の川の高さを上げても息を吐きにくくはならないが，気道は虚脱しにくくなる。PEEPの設定を肺胞の圧よりも高くしてしまうと，先ほどのたとえでは滝の下流の水面を滝の上流よりも高くするのと同じことになり，空気は下流から上流へと逆に流れて過膨張をさらに悪化させることになる。

chapter 11

高頻度振動換気

　ARDSにおいて1回換気量を小さくすることの利点を示した研究は多数ある[3,7]。人工呼吸器関連肺傷害を起こす主な機序は容量傷害のようなので[5]，ガス交換が十分に保てているかぎり1回換気量をできるだけ小さくするのは理に適っている。高頻度振動換気(high frequency oscillatory ventilation：HFOV)の目的は，解剖学的死腔よりも小さな，きわめて低値の1回換気量を使うことである。

　犬があえいでいるのを見ると，それほど大きな1回換気量は吸っていないが，それでも生きている。要はこれがHFOVの根拠になっている。人工呼吸器の膜が1秒間に3〜15回震動することによって，気管チューブから肺胞までつながる空気の柱に「押して引く」効果を及ぼす。

　HFOVは，ARDSのような重度の低酸素性呼吸不全に対する救済的人工呼吸器モードとして有用である。他にも，大きな気管支胸膜瘻があって，1回換気量のうちのかなりの部分が胸腔ドレーンへ流れてしまうような場合に有用になる。HFOVの魅力としては，肺に高い圧をかけたり大きな1回換気量を入れたりせずに(これらが悪いことはわかっている)，平均気道内圧を高くして酸素化を改善できることが挙げられる。HFOVには独自の用語があって，通常の人工呼吸とは大きく異なる。

> ## HFOVでのガス交換のメカニズム[9]
>
> ### 直接対流
> 大きな気道に近い肺胞では,酸素が気道から肺胞へと入り,二酸化炭素が肺胞から気道へ出ていく。直接対流はHFOVでのガス交換としての割合は小さいが,通常の人工呼吸におけるガス交換では主なメカニズムである。
>
> ### Taylor分散
> この理論の根拠となっているのは,吸入した空気は振動圧によって空気の柱の真ん中を下っていくのに対して,肺胞から戻ってくる空気は空気の柱の周辺部分を通って次第に押し上げられてくるというものである。概念としては,液体の入ったシリンダーの中をそれより少し小さいピストンがゆっくりと押し下げられている様子を考えるとよい。ピストンがシリンダーの底に近づくにつれて,液体はピストンの縁から外へ押し出される。
>
> ### 分子拡散
> 呼吸細気管支と終末細気管支のレベルでは,振動によって起こった乱流のために酸素と二酸化炭素が攪拌されている。これによって酸素は肺胞へ拡散し,そこから毛細血管へ吸収される。
>
> ### 振り子
> 肺胞と肺胞の間で空気が行ったり来たりする動きのこと。換気のよい肺胞から換気の悪い肺胞へ空気が流れて,ガス交換を改善する。これは呼吸細気管支や肺胞間の側副路を介して行われる。

HFOVでの酸素化は,F_{IO_2}と平均気道内圧(mP_{AW})に影響される。リクルートメント手技を行いたければ,mP_{AW}を高くして振動を止めればよい。こうすることで,高いCPAPを使って虚脱した肺胞を開くのと実質的に同じになる。

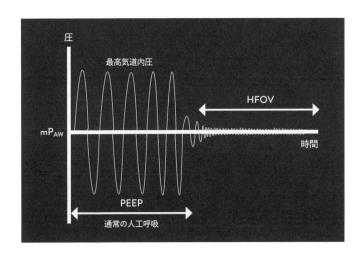

　換気は振動数(f)とアンプリチュードで調節する。振動数の単位はヘルツで，1秒あたりの振動回数を示す。したがって，振動数3ヘルツとは，人工呼吸器の膜が1秒間に3回，すなわち1分間に180回振動することを意味する。ここで重要なのは，振動数が多いほど対流が減る(そして分散が増える)ことだ。すなわち，振動数を増やせば1回換気量は小さくなる。振動数をたとえば5ヘルツから10ヘルツに増やすと，1回換気量が小さくなって$Paco_2$は上昇する。逆に，振動数を下げると$Paco_2$は低下する。HFOVでの振動数は3〜15ヘルツにする。

　アンプリチュードとは振動する膜の両側での圧差のことで，80〜90 cmH_2O に設定する。アンプリチュードをかなり高くすることもあるが，この圧は人工呼吸器の回路と大きな気道を通っているうちに消費されてしまうので，肺胞のレベルではほとんど検知されないことは重要である。アンプリチュードを高くすれば振動の力が強くなり，気体の混合が促進される。アンプリチュードを高く

すればPaco₂は低下し，アンプリチュードを低くすればPaco₂は上昇する。一般に，アンプリチュードは患者の大腿がブルブル震えるくらいに設定し（科学的だろう？），換気は振動数を変更することで調節する。

　Paco₂が高すぎる場合には，人工呼吸器ではこれ以外に2つの変更ができる。Taylor分散が大きなシリンダーの中にピストンを押しているようなものというのは覚えているだろうか。酸素を豊富に含む空気は，空気の柱の中心を肺胞に向かってゆっくりと押されて進み，二酸化炭素を豊富に含む空気は，空気の柱の周辺部分に次第に押し出される。空気の流れが一瞬止まったときに，気体の分子は気道の中を均等に拡散する。HFOVでは，吸気時間(T_I)に空気の「ピストン」が気道を下がっていく。T_Iは通常，振動サイクルの33％に設定されている。T_Iを50％に増やすことで，ピストンをもっと押し下げて二酸化炭素を気道の周辺部に追いやり，酸素と混じるのを防ぐことができる。これによって二酸化炭素排出が改善する。

　同様に，空気の柱を太くすることでも二酸化炭素の排出を増やせる。通常，呼気は気管チューブを通って外に出ていくが，二酸化炭素を豊富に含む空気をもっと多く外に出すために，気管チューブカフの周囲にあえてリークをつくることがある。これは「5 cmH₂Oカフリーク」と呼ばれている。やり方としては，まずmP_{AW}が5 cmH₂Oだけ低下するまでカフから空気を抜く。その後でバイアス流（吸気での気流）を増やして，mP_{AW}が元と同じになるようにする。

> ## HFOVの初期設定[10]
>
> **F_{IO_2}**
> 100%
>
> **mP_{AW}**
> 45 cmH$_2$Oを45秒間維持してリクルートメント手技を行ったあと，35 cmH$_2$Oに設定する
>
> **アンプリチュード**
> 80 cmH$_2$Oから開始して，大腿がブルブル震えるように調節する
>
> **振動数**
> 5ヘルツ
>
> **T_I**
> 33%

　HFOVの設定はここまでに述べてきたように調節する。HFOVを使うような重症の呼吸不全では，血液ガスの結果が完璧である必要はないし，かえって望ましくない。Pao_2を55～70 mmHgに保つのに必要な最低のF_{IO_2}を使い，pHが7.20～7.35であるかぎり高二酸化炭素血症は許容する。

　酸素化が改善すれば，F_{IO_2}とmP_{AW}を下げる。mP_{AW}が24 cmH$_2$O，F_{IO_2}が50%でガス交換が保てるようになれば，通常の人工呼吸器モードへの変更を考慮するタイミングである。

　HFOVのマイナス面とは何だろうか？　実のところいくつかある。まず最初に，少なくともこの本を執筆している時点では，米国で市販されているなかで成人患者にHFOVを行える人工呼吸器は，Sensormedics 3100B (Viasys Healthcare社) 1種類しかない。

この人工呼吸器はHFOV以外のことは一切できないので，通常の人工呼吸器モードからHFOVに変更したり，逆にHFOVから通常のモードに変更する場合には，人工呼吸器そのものを換えなければならない。2つめに，HFOV用の人工呼吸器には，患者の身に何か起こったことを知らせるアラームがついていない。高圧アラームも，1回換気量低下アラームも，無呼吸アラームもない。したがって，綿密に診察をしなければならず，また血液ガスや胸部X線などの検査が多くなってしまう。3つめに，対流がなければ気道分泌物を排出することは難しいので，HFOVでは粘液栓の頻度が高い。4つめに，HFOVは必ずしも患者にとって快適な人工呼吸器モードではない。自発呼吸はできないし，ブルブル振動しているのも気に入らないかもしれない。このため，深く鎮静したり，時には神経筋遮断薬を用いることも必要になる。

chapter 12

気道圧開放換気

　肺保護戦略について現在わかっているのは，小さい1回換気量は肺胞を過度に伸展させないからよくて，また高めのPEEPは傷害されやすい肺胞が呼気終末に虚脱するのを防ぐのでよいということである[3,5]。肺胞が繰り返し虚脱したり開いたりするのを防げば，人工呼吸器関連肺傷害にみられるようなずり応力と「atelectrauma」を減らすことができる[5]。

　高頻度振動換気は小さな1回換気量の概念をさらに極端にして，解剖学的死腔よりも小さい1回換気量を使う。一方で気道圧開放換気(airway pressure release ventilation：APRV)は，高いPEEPの概念を使って運用する。

　ARDSや肺挫傷，両側肺炎でみられるような重度の傷害が加わった肺は，シャント率が高いのが特徴である。水浸しになったり虚脱したりした肺胞には血流はあるものの，空気は肺胞-毛細血管膜にまで到達しないので，シャントが起こる。陽圧呼吸は，虚脱しやすい肺胞を開いて安定化させることでシャント率を減らすことができる。

　もしARDSの患者をCPAP 35 cmH$_2$O, F$_{IO_2}$ 100%で人工呼吸すれば，酸素化は改善するだろう。CPAPが肺胞を開くので，酸素が肺胞から肺毛細血管へと拡散するようになるからだ。このとき問題になるとすれば，もちろん換気のほうだ。息を吸うのを手

助けしなければ患者は分時換気量を保つことができず，$Paco_2$ は急激に上昇するだろう．だからといって，CPAP (PEEP) が 35 cmH_2O かかっているところにさらに圧をかけて空気を入れれば，1回換気量を小さくしたとしても肺胞にかかる圧は非常に高くなる．

では反対に，空気を押し込まないとしたらどうだろう？ 1回換気量を送るかわりに，気道内圧を急に 0 cmH_2O に下げるのだ．こうすると，二酸化炭素を含んだ空気は勢いよく流れ出るので，十分に換気することができる．もちろん，気道内圧をあまり長い時間 0 cmH_2O にしていると，傷害を受けやすい肺胞がすべて虚脱してしまってシャント率が増えることになり，再び肺胞を開こうとすると肺傷害を起こしてしまう．だから，ここでは空気を吐き出すのに十分なくらい長く気道内圧を下げるが，肺胞が虚脱するほどには長く下げないようにする．これが APRV で起こっていることだ．

APRV の用語はわかりにくく聞こえるが，実際にはシンプルである．CPAP で呼吸をしていて間欠的に圧が開放 (release) されると考える．CPAP の役割は，肺を開いて酸素化を維持することである．release が間欠的に起こることで，肺から二酸化炭素を排出することができる．APRV のその他のメリットとして，患者が自発呼吸できることが挙げられる．自発呼吸は (自発的に横隔膜が動くことによって) $\dot{V}/\dot{Q}$ ミスマッチを改善し，呼吸を快適にし，鎮静を減らすのに大いに役立つ．

APRV での酸素化は，平均気道内圧と Fio_2 で決まる．1回換気量を送るための圧はないので，最高気道内圧を極端に高くすることなく，高い平均気道内圧で換気することができる．P high を高くするか T high を長くすることで，平均気道内圧を上げることがで

きる。P lowを高くするのも1つの方法ではあるが，それほど効果はない。

> ## APRVの用語と意味
>
> ### まず最初に
> APRV^{TM}とは商標名で，Dräger社の人工呼吸器で使われている名称である。ServoではBi-Vent^{TM}，Puritan BennettではBiLevel^{TM}と呼ばれている。人工呼吸器によっては次に挙げる用語にも異なる名称がついていることがあるが，基本的には同じものである。
>
> ### P high
> いわばCPAPのこと。APRVでは呼吸周期のほとんどの時間でかかっている圧で，肺胞を開いておくのに必要な圧である。P highを高くすれば平均気道内圧が高くなり，酸素化がよくなる。ガス交換とコンプライアンスが改善すれば，P highは下げられる。
>
> ### T high
> P highがかかっている時間で，releaseとreleaseの間の時間。T highを長くすれば平均気道内圧が上がるので酸素化はよくなるが，1分あたりのreleaseの回数は減るのでPaco$_2$が上昇することがある。
>
> ### P low
> releaseのときに人工呼吸器はこの圧まで気道内圧を下げる。一般的には0 cmH$_2$Oに設定する。気道による抵抗があるので，肺胞での呼気終末圧が0 cmH$_2$Oにまで下がることはほとんどない。しかし，P lowを0 cmH$_2$Oに設定することで圧較差が最大となるので，ガスが外に出ていきやすくなる。平均気道内圧を高くしたいときにはP lowの設定を高くすることもできるが，そうすると換気が減ることは理解しておく必要がある。

> **T low**
> P lowがかかっている時間。通常は0.4～0.8秒といった短い時間にする。これはガスが肺から出ていくのに十分長い時間だが、肺胞が虚脱しないくらいには短い。換気を増やしてPaco$_2$を下げるために長くすることもできるが、そうすると肺胞がより虚脱してしまうことになる。T lowを調節するには呼気の流量波形を見るのが一番よい（後述）。

　換気はreleaseの回数と、T lowの時間、P highとP lowの圧較差で決まる。1分間あたりのreleaseの回数は主にT highで決まる。T highが長ければ長いほどreleaseの回数は少なくなり、T highが短ければreleaseの回数は増える。1分あたりのreleaseの回数が多いほど、Paco$_2$は低くなる。T highを短くすればCO_2排出は増えるが、平均気道内圧が下がるので酸素化にも影響する。

　releaseのときに肺からどれだけのガスが出ていくかは、患者の

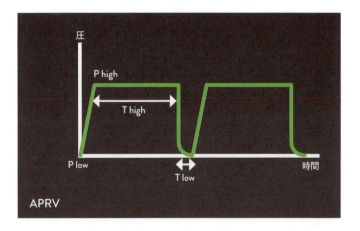

肺コンプライアンスによって決まる。たとえばコンプライアンスが 20 mL/cmH$_2$O だったとして，P high 30 cmH$_2$O から P low 0 cmH$_2$O まで圧が下がれば，release の量は 600 mL になる（ある意味，1回換気量と似ている）。肺傷害から回復したり，虚脱した肺胞をリクルートメントすることでコンプライアンスが改善したら，設定の圧が同じでも release の量は大きくなる。患者の状態がよくなっていることを知る指標の1つである。

　T low の時間も重要である。長くすればガスが出ていきやすくなり Paco$_2$ は下がるが，肺胞は虚脱しやすくなる。T low を調節するのに一番よい方法は，人工呼吸器で呼気の流量波形を見ることである。呼気流量が50％程度下がったところで圧が P high に戻るようにするのが，肺リクルートメントを維持しながら換気も行うのに最もよいようである。COPD の場合には，T low を少し長めにして呼気流量が75％下がるようにする。固い肺の場合には，肺リクルートメントを維持するために T low を短くして呼気流量が

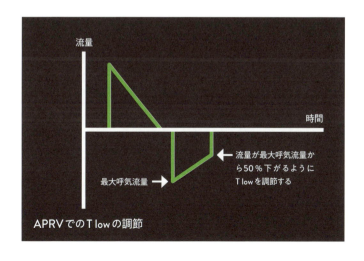

25%だけ下がるようにする。たいていの場合，呼気流量が50%下がるくらいで始めるのがよい。呼気流量が基線にまで戻るようにしてはいけない。それではT lowが長すぎて多くの肺胞が虚脱してしまう。

APRVの初期設定

F_{IO_2}
100%

P high
30〜35 cmH$_2$O

P low
0 cmH$_2$O

T high
4秒

T low
0.8秒。呼気が最大呼気流量から50%下がるように調節する

APRVでのウィーニングは簡単にできる。APRVというのはCPAPの発展版にすぎない。患者はP highの圧で自由に呼吸できるので，たとえ1回換気量が小さかったとしても，換気を増やして$\dot{V}/\dot{Q}$ミスマッチを改善するのに役立つ。コンプライアンスとガス交換が改善すれば，P highを下げてreleaseの間隔を広げることができる。いわゆる「下げて広げる(drop and spread)」というウィーニングの方法である。P highは1〜2 cmH$_2$Oずつ下げて，T highは徐々に伸ばす。

T highが8〜10秒, P highが15 cmH$_2$O以下になったら, プレッシャーサポート換気(PSV)に変更することができる。releaseをなくすかわりに低いPS(5〜10 cmH$_2$O)をかける。典型的な例で言うと, APRVでP highが15 cmH$_2$O, T highが10秒の設定から, PSVでCPAP 12 cmH$_2$O (P highよりも少し低く), PS 8 cmH$_2$O (自発呼吸を手助けするため)に変更する。PSVに変更した後は, 酸素化がよければCPAPを下げて, 快適な自発呼吸を保つためにPSを調節する。

 人工呼吸器の機種によってはAPRVにもPSを加えることは可能だが, P highが20 cmH$_2$O以上のときに使うのは勧めない。自発呼吸での経肺圧(transpulmonary pressure)が大きくなるので肺傷害を起こすことがある[11]。

chapter 13

人工呼吸器離脱

　患者を人工呼吸器から外すことを指す用語として,「ウィーニング(weaning)」にかわって「離脱(liberation)」が使われるようになった。たいていの場合, 長期の「ウィーニング」が必要ないためである。「ウィーニング」には, SIMVで呼吸回数を減らしたりPSVでプレッシャーサポート(PS)を下げたりして, 人工呼吸器による手助けをゆっくり減らしていくという意味がある。一方で,「離脱」は, 抜管できるか毎日評価して, 適切な基準を満たしたときに抜管することを意味する。

　安全に抜管するためには満たすべき条件がある。まず1つめは, 挿管が必要になった原因が解決したか治療されていること。意識障害で挿管になったのであれば, 覚醒していて従命可能である必要があり, 肺水腫やショックのために挿管になったのであれば, 呼吸が改善していて昇圧剤が中断されていることが必要, といった具合に。

　2つめは, 陽圧呼吸がなくてもガス交換を維持できること。最もよく使う基準は,「$F_{IO_2}≦50\%$, $PEEP≦8\,cmH_2O$」というものである。動的過膨張がなく, $Paco_2$を正常に保つのに高い分時換気量を要しない(分時換気量＜10 L／分)ことも必要である。

　3つめは, 人工呼吸器なしで呼吸をするのに十分な心血管予備力があること。心筋虚血や左室機能低下があると, 人工呼吸器

なしには呼吸できにくくなる。心原性肺水腫では陽圧呼吸が前負荷と後負荷を減らすので，抜管してしまうと状態が悪くなることがある[12]。このような場合，CPAPやPSVのかわりにTピースを使って自発呼吸トライアルをすれば，抜管に十分な左室機能があるか判断するのに役立つことがある。

　抜管できるかどうか検討するときには，意識状態が問題になることが多い。昏迷や昏睡の患者は気道の緊張を十分に保つことが難しく，防御反射も低下しているかもしれないので，誤嚥や肺炎を起こすリスクがある。さらに，脳疾患や脳傷害の患者には，呼吸中枢ドライブに問題がある可能性もある。しかしCoplinらの研究によると，脳傷害の患者であっても，高濃度酸素を要するとか，気管吸引が頻回に必要とか，無呼吸発作があるといったような意識状態以外に挿管しておく理由が他になければ，早期に抜管したほうが治療成績はよかった[13]。

ウィーニングパラメータ

　抜管できるかどうかを評価するのに使われているパラメータはいくつかあり，特別な器具を使うことなくベッドサイドで測定することができる。

　ウィーニングパラメータには欠点がいくつかある。MIPやFVCを測定するには，患者が十分に協力して呼吸努力をする必要がある。また，これらはある1時点における静的な測定値にすぎない。分時換気量はある時間内での動的な測定値ではあるが，不快感があったり不穏であったりすると測定に影響が出る。これらのパラメータは臨床上の意志決定を行うための補助として有用

最大吸気圧(maximal inspiratory pressure：MIP)
negative inspiratory force（NIF）と呼ばれることもある。健康な若い男性ならMIPは－120 cmH$_2$O，女性で－90 cmH$_2$Oである。挿管されている患者の場合，通常はMIP＜－30 cmH$_2$Oであれば抜管に十分だと考えられている。

努力肺活量(forced vital capacity：FVC)
正常ではFVCは70〜80 mL／kg。挿管されている患者では，FVCが10〜15 mL／kgあれば人工呼吸器の手助けなく自力で呼吸するのに十分だと考えられている。

分時換気量
一般に，Paco$_2$を正常に保つのに分時換気量が10 L以上必要であれば，呼吸仕事量が大きすぎて人工呼吸器の助けなく自力で呼吸することはできない。

かもしれないが，陽性的中率・陰性的中率ともに高くない。したがって，ほとんどの場合，ウィーニングパラメータのかわりに**自発呼吸トライアル**を使うようになっている。

自発呼吸トライアル

　自発呼吸トライアル(spontaneous breathing trial：SBT)を行うには，人工呼吸器による手助けを少なくするか無くすかして，患者の呼吸努力をある時間(通常は30〜120分)観察する。SBTの有用性を示した最初の大規模研究[5]では，気管チューブを人工呼吸器から外してTピースに繋げる必要があった。Tピースとは酸素が流れる回路のことで，気管チューブと接続するとTの字の形になることか

らこの名前がついている。Tピースの利点は，人工呼吸器による手助けのない状態で患者の呼吸を試せることである。しかし，人工呼吸器から気管チューブを外して別の回路に繋げるのは手間のかかる作業で，また特別な器具がなければ1回換気量を測定することは難しい。

人工呼吸器に繋いだままCPAP単独[14]，あるいはCPAP＋低いPS（5～8 cmH$_2$O）[15,16]でSBTを行っても，Tピースを使ったSBTと同じくらい効果的であるとする研究もある。CPAPやPSVを使うと呼吸回数や1回換気量を人工呼吸器でモニターできて，SBTのために人工呼吸器から外す必要がないというメリットがある。

SBTの終わりに抜管できるかどうか評価するが，これは主に診察することで行う。頻呼吸だったり頻脈だったり，冷汗をかいていたりするならまだ抜管できない。ゆっくりと深く呼吸をしていて快適そうに見えるなら，おそらく抜管できる。"rapid shallow breathing index (RSBI)"という指標が判断の助けになる。これは呼吸回数と1回換気量(L)の比のことである。深く息をするよりも速く呼吸をするほうが負担が少ないので，あまり呼吸筋力がない患者は速くて浅い呼吸をしがちだが，呼吸としてはゆっくりと深いほうがよい。たとえば，呼吸回数が10回/分で1回換気量が500 mLなら，RSBIは20（10÷0.5）になる。別の患者で呼吸回数が50回/分で1回換気量が100 mLであれば，RSBIは500（50÷0.1）になる。分時換気量をみると2人とも5 L/分で同じだが，後者の患者がまだ抜管できないのは明らかである。

RSBI＜105であれば，抜管に成功すると予測される[17]。筆者は人工呼吸器でPSVを使ってSBTを行うため，人工呼吸器による手助けの分を差し引いて少し厳しめの80という閾値を使って

いる。抜管するか決めるには，常識的な判断や臨床的判断も必要になる。たとえRSBIが75であったとしても，奇異呼吸をしていて息を吸おうとあえいでいるような患者を人工呼吸器から外してもおそらくうまくいかないだろう。RSBIが110の患者であっても，それ以外は落ち着いていて快適そうに見えるのなら，うまくいく可能性があるので試してみる価値はある。

基準を満たせば必ずSBTを行うべきである。効率的に行うためには，やらない明確な理由（開胸，頭蓋内圧亢進，挿管困難など）がないかぎり，人工呼吸器を装着している患者ではルーチンにSBTの評価を行うべきである。看護師が1日1回鎮静を中断するタイミングで呼吸療法士がSBTを行うのが理想的である。これによって抜管できる可能性が増える。人工呼吸器には肺をよくする効果はないので，患者の状態がよくなり次第，人工呼吸器を外す。SBTを行う目的は，いつ抜管できるか見きわめて，必要以上に長い期間人工呼吸器管理を行わないことである。

毎日SBTを行うのには2つのメリットがある。まず1つは，簡単にできる。毎日評価してSBTを行うのにはそれほど時間がかからず，どの患者が抜管できて，どの患者がまだ抜管できないかを見きわめる確かな方法である。2つめに，SBTは患者を人工呼吸器から離脱させるのに最も効率的な方法である。1日1回SBTを行うのは，SIMVやPSVを使って「ウィーニング」するよりも人工呼吸器日数やICU滞在日数を減らすことが示されている[16]。

呼吸不全の患者には2種類の日がある。人工呼吸器が必要な日と，人工呼吸器から離脱する日だ。どちらの日なのかは毎日SBTを行うことでわかる。SBTに成功すれば抜管！　成功しなければ人工呼吸器モードをアシスト／コントロールに戻す。患者を

「鍛える」設定にしたり，疲れてしまわないギリギリの設定を探したりするメリットはない。それよりは，しっかり休ませてまた明日試そう。この方法は簡単で，ICU 診療のルーチンにできる。それに，うまくいく。

毎日の SBT のプロトコール

SBT を行う前の評価
$F_{IO_2} \leq 50\%$
$PEEP \leq 8\,cmH_2O$
指示に従うことができる
頻回の気管吸引が必要ではない
血行動態が安定している
挿管困難ではない
通常の人工呼吸器モードを使っている（APRV や HFOV を使っていない）
医師による「SBT を行わないこと」という指示がない

上記の評価をすべて満たせば SBT を開始する
1. CPAP 5 cmH$_2$O，PS 7 cmH$_2$O で 30〜60 分間行う
2. SBT の終わりに RSBI を計算する
3. RSBI ≦ 80 なら抜管する
4. RSBI ＞ 80 ならアシスト／コントロールに戻す
5. 抜管できるかどうか懸念があれば医師に確認する

下記のいずれかがあれば SBT を中断する
酸素飽和度 ＜ 88％ の低酸素血症
心拍数上昇 ＞ 20 回／分
血圧の著明な変化
冷汗
呼吸補助筋の使用や奇異呼吸

chapter 14

遷延性呼吸不全

　人工呼吸器を装着した患者のおよそ20%は，人工呼吸器導入の原因になった疾患や傷害から回復してもすぐには離脱できない。原因には，基礎疾患や低心機能，慢性肺疾患，低栄養，身体機能低下，critical illness polyneuropathy/myopathyなどがある。遷延性呼吸不全(離脱困難)とは，自発呼吸トライアルを3回以上行い，急性疾患・傷害から回復して7日間以上経っているのにまだ離脱できない状態，と定義するのがよい[12]。

気管切開のタイミング

　気管切開を行うタイミングには議論があり，施設や医師によっても大きく変わる。集中治療医の多くは呼吸不全の発症から2週間経てば気管切開すべきと考えるが，2週間も待つのは長すぎると信じる者も少なからずいる。文献もさまざまで，早期に気管切開をしたほうがよいというものもあるが[18]，一方で最近の多施設無作為化比較試験では早期気管切開にメリットはみられなかった[19]。この無作為化比較試験では，14日目に気管切開をする群に割り当てられた患者の多くがその前に抜管されており，待つのは必ずしも悪いことではなさそうである。

　早期に気管切開を行うメリットとしては，患者にとって快適であ

ることや，離床を増やせたり，鎮静を減らせたり，ICU滞在日数が短くなったりすることが挙げられる。逆にデメリットとしては，侵襲的手技を要することや，気管狭窄のリスクになること，心理的な負担になる(気管切開というと癌のような慢性疾患を連想する人が多い)ことがある。医療従事者の心理も変わる。私の経験では，気管切開をすると「気管切開の患者」になってしまうことがある。医師や看護師は「気管切開の患者」を療養施設に送りがちで，人工呼吸器から離脱できた後でも気管チューブを抜去するのに積極的でなくなることがある。

　他のすべてのことと同様に，気管切開をいつ行うかは個々の患者に応じて判断する。神経疾患／傷害または気道閉塞のために長期の人工呼吸管理が予測される場合には，早めに気管切開を行う。一方で，1〜2週間で回復できると予測される疾患(胸部または腹部外傷，肺炎，喘息発作，心不全急性増悪)の場合には待つ。

　人工呼吸器から離脱できれば，気管切開チューブの抜去を考慮するタイミングである。当然，いつ気管切開チューブを抜去するかの判断は多くの要因によって変わってきて，特定のルールがあるわけではない。一般的に抜去前には次のような条件が必要になる：

1. 起きて離床することができる(あるいは車イスを使える)。
2. スピーチカニューレを使って気管切開チューブを塞いでも，快適に話したり呼吸をしたりできる。
3. 頻回に吸引を行ったり，排痰のための理学療法を行ったりする必要がない。
4. 陽圧呼吸が必要になるとは予測されない。

> **遷延性呼吸不全に寄与する要因**
>
> **肺**
> 動的過膨張，横隔膜麻痺，肺線維症
>
> **心臓**
> 左室収縮機能不全，肺高血圧，心嚢液貯留，収縮性心膜炎
>
> **神経**
> 脳幹病変，頸椎損傷・疾患，神経筋疾患
>
> **内分泌**
> 甲状腺機能低下症，副甲状腺機能低下症，低テストステロン症（男性の場合）
>
> **低栄養**
>
> critical illness polyneuropathy／myopathy
>
> **身体機能低下**
>
> **せん妄**

　人工呼吸器が必要になる原因の多くは明らかなので，それぞれに応じた治療を行うべきである。上のリストには見つけにくいような原因も挙げてある。動的過膨張やせん妄，横隔膜麻痺，甲状腺機能低下症，神経筋疾患は，遷延性呼吸不全を起こすわかりにくい原因の例である。

栄養補助

　腸管から十分なカロリーとタンパク質を投与すべきだと，集中治療では信じられている。ほとんどのICU患者では，必要な栄養

量は炭水化物と脂肪で25〜30 kcal/kg，タンパク質1〜1.5 g/kgと推定できる。筆者は，遷延性呼吸不全の患者では，1〜2週間ごとにもっと詳細に評価するようにしている。

バランスの取れた食事をとっていれば，呼吸商(respiratory quotient：RQ)は0.8である。呼吸商とは，身体が産生するCO_2の量を消費するO_2の量で割ったものである。食生活が変われば呼吸商も変化する。脂肪だけの食事なら呼吸商は0.7になり，炭水化物だけなら1.0になる。呼吸商が高すぎる(≥ 0.85)と，呼吸仕事量が増えることがある。結局のところ，肺というのは代謝によって産生されたCO_2をすべて排出する役割の臓器なのだ。呼吸商を調べるには間接熱量計を用いる。筆者は呼吸商≥ 0.85なら炭水化物の少ない経管栄養製剤に変更している。

間接熱量計を用いて安静時エネルギー消費量(resting energy expenditure：REE)を計算することもできる。安静時エネルギー消費量に加えてどれだけのカロリーが必要か予測する式が多数あるが，筆者は簡単にするために500 kcalを加えることにしている。必要なカロリーは，炭水化物と脂肪(呼吸商を低くするよう60：40の比率で)で補うようにしている。こうすればタンパク質をエネルギーとして消費することなく，筋肉を構築するのに使える。

タンパク質の代謝によってできる窒素副産物は，ほとんどが尿から排泄される。尿以外では，およそ2gの窒素が便から排泄され，2gが皮膚から失われる。24時間蓄尿して尿中尿素窒素(urine urea nitrogen：UUN)の量を測定すれば，尿から排泄される量を調べることができる。便，皮膚，尿からの量をすべて合わせると，1日の窒素排泄の総量がわかる。タンパク質の16%が窒素でできているので，1日窒素排泄量に6.25をかけると1日に失った量を補

うのに必要なタンパク質の量 (g) がわかる。骨格筋同化に必要なタンパク質を供給するため，筆者はこれに 10〜20 g 足して投与するようにしている。たとえば，24 時間での尿中尿素窒素が 10 g であれば，1 日の窒素排泄量は 14 g (尿から 10 g, 便から 2 g, 皮膚から 2 g) で，6.25 をかけて 87.5 g のタンパク質が必要になるので，1 日あたり約 100 g のタンパク質を投与するようにしている。

critical illness polyneuropathy/myopathy

ICU では非常に多い。critical illness polyneuropathy/myopathy に関連する薬剤としては，アミノグリコシド系抗菌薬，コルチコステロイド，神経筋遮断薬がある。長期にわたって神経筋遮断薬を使い，同時に高用量のステロイドを投与するのが最も多い原因である。臨床的には，筋力低下と腱反射の減弱を特徴とする。身体所見は軽度の筋力低下から四肢麻痺に至るまで幅広く，通常，顔面の神経は障害されない。筋電図で確定できるが，たいていは病歴が当てはまれば診断できる。critical illness polyneuropathy/myopathy があると，人工呼吸器からの離脱が難しくなる。残念ながら，理学療法をしっかり行って待つ以外の治療法はない。

せん妄

せん妄には過活動型と低活動型の 2 つのタイプがある。過活動型せん妄のほうが目につきやすく，夜間に電話で呼ばれるのは主にこちらのほうだ。低活動型せん妄はそれほど目立たないが，問題であることに変わりはない。自分で気道保護できないおそれ

があるため，どちらのタイプも遷延性呼吸不全の原因になることがある。

せん妄の原因には，そもそもの疾患，薬剤，ICUでの環境因子がある。治療可能な原因として重要なものに，敗血症，アルコール離脱症候群，脳卒中，心筋虚血，肺塞栓，疼痛などがあるので，適応があればこれらを探して治療する。不可能ではないにしても，深く鎮静しなければ人工呼吸を行うのが非常に難しい患者もいる。このような場合には気管切開が役立つことがある。というのは，気管チューブに比べて気管切開チューブは耐えやすく，鎮静も減量できるためである。

薬剤もせん妄の原因として重要である。持続投与であっても間欠投与であっても，長期にわたってベンゾジアゼピンを使用すれば，反対に興奮や混乱を引き起こすことがある。ベンゾジアゼピンを投与された患者は眠っているように見えるかもしれないが，実際にはREM睡眠はほとんど起こっていない。H_2受容体拮抗薬やフルオロキノロン系抗菌薬も，特に高齢者でせん妄の原因になる。

環境因子によっていわゆる「ICU精神病」と呼ばれる状態になることがある。筆者はこの呼び名を，睡眠不足の気取った言い方にすぎないと考えている。集中治療室では良質の睡眠をとることは難しく，採血や蛍光灯，アラーム，現代ICUにおけるその他の風景や音のためにこれはさらに難しくなる。患者が夜に眠れるよう，最善の努力をすべきだ。手始めに，夜間の採血は本当に必要でないかぎり最小限にするとよい。電灯を消したり環境雑音を減らしたりするのも役立つ。

離床

　昏睡状態であったりショックだったり，重症の呼吸不全があったりするICU患者であれば，ベッド上で安静にしているのが常識なように思える。しかし，疾患から回復し始めてからも何日もベッドで寝たきりにさせておくのは適切とはいえない。1日中寝たきりでいるのは健全ではない。さらに，長期にわたる臥床は，褥瘡や深部静脈血栓症，無気肺，肺炎，筋萎縮などよからぬことの原因になる。

　気管挿管されていても，離床できない理由にはならない。ICUスタッフが手助けする必要はあるが，間違いなく離床は可能である。離床には身体的なメリットと心理的なメリットの両方がある。身体的には，起き上がったり介助を受けてベッドサイドで立ったりすることで，体幹筋の強化につながり，重症患者によく起こる筋萎縮を防ぐのに役立つ。さらに，体位を変えることで無気肺が減り，ガス交換が改善する。歩行することも可能である。気管チューブを介してバッグ換気するか，人工呼吸器を押して患者の後ろについていけばよい。ほとんどの人工呼吸器にはバッテリーと酸素ボンベがついている。

　心理的には，身体を動かしたり体位を変えたりできることで，必要な鎮静が減る。1日中ベッドにいるというのはよいことのように聞こえるかもしれないが，これは好きなときに寝返りを打ったり，枕の位置を調節したり，起き上がったりできればの話である。気管挿管された患者がこんなことをしようとすれば，我々医療者は抑制して鎮静しているではないか！　それに少しでも運動ができ

れば，患者は回復しているのを実感することができる。

　すべてのICU患者を理学療法士が評価することを勧める。他のICUスタッフにとっても，早期離床と歩行が集中治療の一部として重要であることを理解し，日々の診療のルーチンに組み込むことは重要である。気管挿管した患者が離床できないのは，次のような理由がある場合に限られる：

1. $F_{IO_2} \geqq 60\%$ または $PEEP \geqq 10\,cmH_2O$
2. 解剖学的理由（脚の骨折，開腹，開胸など）
3. 昏睡
4. ショック（昇圧薬を要する）

　それだけだ。ほとんどのICU患者にはどれも当てはまらない。ということは，ほとんどの患者は離床すべきなのだ！

遷延性呼吸不全での人工呼吸器離脱

　気管挿管された患者のほとんどでウィーニングは必要ない。毎日評価して自発呼吸トライアルを行うだけでよい。しかし，これでうまくいかなかった患者では，人工呼吸器による手助けをゆっくりと減らしていくことが役立つかもしれない。残念ながら，どの方法が優れているのかを示した臨床試験はない。SIMVを使ってまずは毎日呼吸回数設定を下げて次にプレッシャーサポートを下げる施設もあれば，日中はPSVを使って快適に呼吸できるように圧を調節し，夜間にはアシスト／コントロールを使って呼吸筋を休めるようにする施設もある。うまくいくかぎりは（人工呼吸器を使わずに）T

ピースやトラキオマスクを使って，呼吸筋が疲れるようであればアシスト/コントロール換気にする施設もある。

　人工呼吸器自体には治療的効果はないので，モードによって良し悪しがあると考えるのには無理がある。疲労は有害だと考えるのは理に適っているので，プロトコールに基づいてゆっくりと人工呼吸器の設定を下げていくほうが，いきなりつけたり外したりするよりはよいだろう。最も重要なのは，施設ごとにやり方を標準化することである。ウィーニングをどのような方法で行うかは，方法があることそのものに比べると重要ではない。その日その日の担当医師によって人工呼吸器ウィーニングの方法が大きく変わるようであれば，成功するのは難しいだろう。

　さらに，呼吸以外の要素に注意を払うことも重要である。十分な栄養を供給して，離床を行い，せん妄を予防することは，人工呼吸器ウィーニング戦略があることと同様に必須である。集中治療ではいつもそうであるように，細部は重要なのだ。

付録：使える知識

資格試験やICU回診, 時には実際に患者を治療するために！

肺胞気式

$$P_{AO_2} = [(P_B - P_{H_2O}) \times F_{IO_2}] - (P_{aCO_2}/RQ)$$

単純にした式は

$$P_{AO_2} = 713 (F_{IO_2}) - 1.2 (P_{aCO_2})$$

P_{AO_2}：肺胞気酸素分圧, P_B：大気圧, P_{H_2O}：水蒸気圧, F_{IO_2}：吸入酸素濃度, P_{aCO_2}：動脈血二酸化炭素分圧, RQ：呼吸商

酸素含有量

$$C_{aO_2} = 1.34 (Hgb) S_{aO_2}/100 + 0.003 (P_{aO_2})$$

正常の酸素含有量：20 mL/dL
C_{aO_2}：動脈血酸素含有量, Hgb：ヘモグロビン濃度, S_{aO_2}：動脈血酸素飽和度, P_{aO_2}：動脈血酸素分圧

酸素供給量

$$D_{O_2} = C_{aO_2} \times C.O. \times 10$$

正常の酸素供給量：1000 mL／分

D_{O_2}：酸素供給量，C_{aO_2}：動脈血酸素含有量，C.O.：心拍出量（L／分）

酸素消費量

$$V_{O_2} = (C_{aO_2} - C_{\bar{v}O_2}) \times C.O. \times 10$$

正常の酸素消費量：250 mL／分
混合静脈血は肺動脈カテーテルを使って採取する。
V_{O_2}：酸素消費量，C_{aO_2}：動脈血酸素含有量，$C_{\bar{v}O_2}$：混合静脈血酸素含有量，C.O.：心拍出量

酸素摂取率

$$O_2ER = V_{O_2} / D_{O_2}$$

　単純にした式は

$$O_2ER = (S_{aO_2} - S_{\bar{v}O_2}) / (S_{aO_2})$$

正常酸素摂取率：25％
O_2ER：酸素摂取率，V_{O_2}：酸素消費量，D_{O_2}：酸素供給量，S_{aO_2}：動脈血酸素飽和度，$S_{\bar{v}O_2}$：混合静脈血酸素飽和度

シャント率

$$\frac{C_{CO_2} - C_{aO_2}}{C_{CO_2} - C_{\bar{v}O_2}}$$

正常シャント率：＜3％
C_{CO_2}は測定できないので，100％酸素投与下では肺毛細血管での酸素飽和度は100％になると想定する。P_{AO_2}は肺胞気式を用いて推定する。
C_{CO_2}：肺毛細血管血酸素含有量，C_{aO_2}：動脈血酸素含有量，$C_{\bar{v}O_2}$：混合静脈血酸素含有量

P/F比

P_{aO_2}/F_{IO_2}

正常のP/F比：＞500
F_{IO_2}は小数で表す（例：50％であれば0.50）。P/F比＜200であれば通常はシャント率＞20％であり，人工呼吸器が必要であることを示唆する。
P_{aO_2}：動脈血酸素分圧，F_{IO_2}：吸入酸素濃度

参 考 文 献

1. Joseph E. Parrillo and R. Phillip Dellinger (eds). *Critical Care Medicine*: *Principles of Diagnosis and Management in the Adult.* Mosby, 2004: 705
2. Treacher DF, Leach RM. Oxygen transport-1. Basic principles. *BMJ* 1998; 317: 1302-1306　PMID：9804723
3. The ARDS Network. Ventilation with lower tidal volumes as compared with traditional tidal volumes for acute lung injury and the acute respiratory distress syndrome. *N Engl J Med.* 2000; 342: 1301-1308　PMID：10793162
4. Gajic O, et al. Ventilator-associated lung injury in patients without acute lung injury at the onset of mechanical ventilation. *Crit Care Med.* 2004; 32: 1817-1824　PMID：15343007
5. Frank JA, Matthay MA. Science review: mechanisms of ventilator-induced injury. *Crit Care.* 2003; 7: 233-241　PMID：12793874
6. Esteban A, Frutos F, Tobin MJ, et al. A comparison of four methods of weaning patients from mechanical ventilation. *N Engl J Med.* 1995; 332: 345-50　PMID：7823995
7. Brower, RG, Lanken PN, MacIntyre N, et al. Higher versus lower positive end expiratory pressures in patients with the acute respiratory distress syndrome. *N Engl J Med.* 2004; 351: 327-336　PMID：15269312
8. Georgopoulos D, Giannouli E, Patakas D. Effects of extrinsic positive end-expiratory pressure on mechanically ventilated patients with chronic obstructive pulmonary disease and dynamic hyperinflation. *Intensive Care Med.* 1993; 19: 197-203　PMID：8366227
9. Chang KPW, Stewart TE, Mehta S. High-frequency oscillatory ventilation for adult patients with ARDS. *Chest.* 2007; 131: 1907-1916　PMID：17565024
10. Fessler HE, Derdak S, Ferguson ND, et al. A protocol for high-frequency oscillatory ventilation in adults: results from a roundtable discussion. *Crit Care Med.* 2007; 35: 1649-1654　PMID：17522576
11. Habashi NM. Other approaches to open lung ventilation: airway pressure release ventilation. *Crit Care Med.* 2005; 33: S228-S240　PMID：15753733
12. Boles JM, Bion J, Connors A, et al. Weaning from mechanical ventilation. *Eur Respir J.* 2007; 29: 1033-1056　PMID：17470524
13. Coplin WM, Pierson DJ, Cooley KD, et al. Implications of extubation delay in brain-injured patients meeting standard weaning criteria. *Am J Respir Crit Care Med.* 2000; 161: 1530-1536　PMID：10806150

14. Jones DP, Byrne P, Morgan C, et al. Positive end-expiratory pressure versus T-piece. Extubation after mechanical ventilation. *Chest.* 1991; 100: 1655-1659 PMID : 1959410
15. Matić I, Majerić-Kogler V. Comparison of pressure support and T-tube weaning from mechanical ventilation: randomized prospective study. *Croat Med J.* 2004; 45: 162-166　PMID : 15103752
16. Esteban A, Anzueto A, Frutos F, et al. Mechanical Ventilation International Study Group. Characteristics and outcomes in adult patients receiving mechanical ventilation: a 28-day international study. *JAMA.* 2002; 287: 345-355　PMID : 11790214
17. Yang KL, Tobin MJ. A prospective study of indexes predicting the outcome of trials of weaning from mechanical ventilation. *N Engl J Med.* 1991; 324: 1445-1450　PMID : 2023603
18. Rumbak MJ, Newton M, Truncale T, et al. A prospective, randomized, study comparing early percutaneous dilational tracheotomy to prolonged translaryngeal intubation (delayed tracheotomy) in critically ill medical patients. *Crit Care Med.* 2004; 32: 1689-1694　PMID : 15286545
19. Terragni PP, Antonelli M, Fumagalli R, et al. Early vs. late tracheotomy for prevention of pneumonia in mechanically ventilated adult ICU patients. *JAMA.* 2010; 303: 1483-1489　PMID : 20407057

索引

数詞・欧文索引

1回換気量　7
5cmH$_2$Oカフリーク　80
Ⅰ型呼吸不全　29
Ⅱ型呼吸不全　30, 33, 39

A-a gradient　33
A/C (assist-control)　7, 13, 45
air hunger　16, 73
air trapping　10
ALI (acute lung injury)　21, 48
APRV (airway pressure release ventilation)　13, 83
ARDS (acute respiratory distress syndrome)　7, 16, 20, 21, 34, 48
ARDS Network　48, 67
ASD (atrial septal defect)　34
atelectrauma　83
auto-PEEP　16, 24, 69, 73, 75

barotrauma　68
Bernoulliの法則　74

Co-オキシメータ　30
COPD (chronic obstructive pulmonary disease)　10, 35, 41, 69
CPAP (continuous positive airway pressure)　66, 83
critical illness myopathy　41
critical illness polyneuropathy/myopathy　97, 99, 101

drop and spread, ウィーニングの方法　88

Eisenmenger症候群　34

F$_{IO_2}$ (吸入酸素濃度)　8, 31, 84
FRC (functional residual capacity)　65
FVC (forced vital capacity)　93

Guillain-Barré症候群　41

HFOV (high frequency oscillatory ventilation)　13, 77
hypoxemia　37
hypoxia　37

I：E比　8, 51
ICU精神病　102
IMV (intermittent mandatory ventilation)　55

liberation　91

MIP (maximal inspiratory pressure)　93

NIF (negative inspiratory force)　93

P/F比　34, 109
P high　85
P low　85
Pa$_{O_2}$（動脈血酸素分圧）　9
PCV (pressure-controlled ventilation)　8
PEEP (positive end-expiratory pressure)　8, 66, 75, 83
permissive hypercapnia　23
PRVC (pressure-regulated volume control)　72
PS (pressure support)　56
PSV (pressure support ventilation)　59

REE (resting energy expenditure)　100
RSBI (rapid shallow breathing index)　94

SBT (spontaneous breathing trial)　23, 24, 93
SIMV (synchronized intermittent mandatory ventilation)　13, 55, 91

stridor 40

T high 85
T low 86
Taylor 分散 78
transpulmonary pressure 89
TSS 18
T ピース 92, 93

V̇/Q̇ ミスマッチ 31, 35
VCV (volume-controlled ventilation) 7

VILI (ventilator-induced lung injury) 48, 68
volutrauma 48, 68
VSD (ventricular septal defect) 34
VSV (volume support ventilation) 64

weaning 91
wheeze 40

ZEEP (zero applied end-expiratory pressure) 11

和文索引

あ

悪性高熱 41
アシスト／コントロール（A/C） 7, 13, 45
圧傷害 68
圧トリガー 69
圧補正従量式（PRVC） 72
安静時エネルギー消費量（REE） 100
アンプリチュード 79

一酸化炭素中毒 9
陰圧呼吸器 1
咽後膿瘍 40

ウィーニング 88, 91
ウィーニングパラメータ 92
右主気管支挿管 16

エラスタンス 73
延髄灰白髄炎 41

横隔神経麻痺 41
横断性脊髄炎 41
オートトリガー 70

か

外傷性脳損傷 9
解剖学的死腔 36, 77
拡散能障害 31

ガス交換 65, 78, 88
換気－血流比不均等（V̇/Q̇ ミスマッチ） 31, 35
間欠的強制換気（IMV） 55
間質性肺疾患 35
肝性脳症 41
間接熱量計 100

気圧 31
奇異呼吸 95
気管気管支炎 35
気管狭窄 98
気管支鏡 30
気管支攣縮 15, 24
気管切開 97
気胸 16, 17
気道圧開放換気（APRV） 13, 83
気道抵抗 73
気道内圧上昇 15
機能的残気量（FRC） 22, 65
逆比換気 52
吸気圧 8, 52
吸気時間（T_I） 8, 51, 80
吸気性喘鳴 40
急性炎症性脱髄性多発ニューロパチー 41
急性間欠性ポルフィリン症 41
急性呼吸促迫症候群（ARDS） 7, 16, 20, 21, 34, 48
急性呼吸不全 29

急性肺傷害（ALI）　21, 49
吸入酸素濃度（F_{IO_2}）　8, 31, 84
吸入傷害　30
胸郭成形術　41
胸腔内圧　70
強直性脊椎炎　41
胸部CT　30
胸部X線　30
胸壁コンプライアンス（C_{CW}）　46
筋ジストロフィー　41
緊張性気胸　17

空気飢餓　16, 73
空気とらえこみ　10
矩形波　71

経肺圧　89
血液ガス　30

甲状腺機能低下症　41, 99
甲状腺クリーゼ　40
後側弯症　41
高二酸化炭素許容人工換気　23
高二酸化炭素血症　24, 33, 81
高二酸化炭素性呼吸不全　39, 40
高頻度振動換気（HFOV）　13, 77, 83
硬膜外膿瘍　41
高マグネシウム血症　41
誤嚥性肺臓炎　7
呼気終末陽圧（PEEP）　8, 66, 75, 83
呼気性喘鳴　40
呼吸回数　7
呼吸器系　29
呼吸器系コンプライアンス（C_{RS}）　46
呼吸筋疲労　56
呼吸商　100
呼吸療法士　25
混合静脈血　34
コンプライアンス　19, 46, 73, 87

さ

最高気道内圧　→ ピーク圧
最大吸気圧（MIP）　93
サリチル酸中毒　39, 41
酸－塩基平衡異常　30

漸減波　55, 71
酸素含有量　38, 107
酸素供給量　108
酸素消費量　108
酸素摂取率　108

シアン化物中毒　39, 41
死腔　31, 36, 68
持続気道陽圧（CPAP）　65, 66, 83
自発呼吸トライアル（SBT）　23, 24, 93
シャント　8, 31, 33, 66
シャント率　34, 43, 109
従圧式換気（PCV）　8, 72
重金属中毒　41
重症筋無力症　41
従量式換気（VCV）　7, 71
腫瘍随伴症候群　41
上気道閉塞　30, 40
静脈還流　67, 73
食道内圧　70
ショック　23, 42
神経遮断薬　41
人工呼吸器関連肺傷害（VILI）　48, 68, 77, 83
心室中隔欠損（VSD）　34
心臓内シャント　34
振動数（f）　79
心房中隔欠損（ASD）　34

ステロイド誘発性ミオパチー　41
スピーチカニューレ　98

静的コンプライアンス　19
脊髄中心血腫　41
遷延性呼吸不全　97
喘息　10, 35, 69
せん妄　99, 101

た

代謝性アシドーシス　42
大動脈解離　30
多発筋炎　41

直接対流　78

低カリウム血症　41
低酸素血症　17, 37
低酸素症　37
低酸素性呼吸不全　31, 67, 77
低リン血症　41
鉄の肺　1

同期式間欠的強制換気（SIMV）　13, 55, 91
動的過膨張　16, 24, 41, 69, 73, 99
動的コンプライアンス　19
動脈血酸素分圧（Pao₂）　9
動揺胸郭　41
ドライビングプレッシャー　→ 吸気圧
トリガー　69
努力肺活量（FVC）　93

な

内因性PEEP　69

乳酸アシドーシス　42
尿毒症性脳症　41

粘液栓　15, 17, 82

脳浮腫　23

は

肺炎　7, 20, 30, 34
肺過膨張　10
敗血症性ショック　39
肺コンプライアンス（CL）　46
肺水腫　7, 16, 17, 20, 34
肺線維症　7
肺臓炎　35
肺塞栓　30
肺内シャント　20, 34
肺胞換気量　37
肺胞気−動脈血酸素分圧較差　33
肺胞気式　32, 107
肺胞出血　7, 30
肺胞低換気　31
肺保護戦略　83

ピーク圧　8, 15

皮膚筋炎　41
びまん性肺疾患　7
肥満低換気症候群　41
病的肥満　41

ファイティング　18
腹部コンパートメント症候群　41
プラトー圧　8, 15, 50
振り子　78
プレッシャーサポート（PS）　56
プレッシャーサポート換気（PSV）　59, 89, 91
フロー　71
フローサイクル　60
フロートリガー　69
分子拡散　78
分時換気量　93

平均気道内圧（mPAW）　78, 84
閉塞性気道疾患　10
閉塞性肺疾患　24
ヘモグロビン　38
扁桃周囲膿瘍　40

ボツリヌス　41
ポリオ　1, 41
ボリュームサポート換気（VSV）　64

ま

慢性閉塞性肺疾患（COPD）　10, 35, 41, 69

無気肺　16, 17, 20, 34

や

薬物中毒　41

容量傷害　7, 48, 68, 77

ら

リクルートメント　87
リクルートメント手技　78, 81
離床　103
離脱　91
流量　71

著者/ウィリアム・オーウェンズ William Owens

　サウスカロライナ州コロンビアの三次医療センター，Palmetto Health Richlandの集中治療室のディレクター。
　Palmetto Health-USC Medical Groupの呼吸器内科・集中治療科・睡眠医学科の部長，サウスカロライナ大学の臨床准教授でもある。ピッツバーグ大学医学部スタッフの一員でもあった。
　サウスカロライナ軍事大学，サウスカロライナ大学医学部を卒業。ルイジアナ州バトンルージュのEarl K. Longメディカルセンターの救急医療科で研修，フロリダ州タンパのサウスフロリダ大学集中治療科フェロー。救急医学と集中治療，神経集中治療の専門医である。国内のさまざまな学会で発表を行うほか，医学論文も発表している。
　キャリアを通じて，臨床医であり教育者である。きわめて重篤な疾患や外傷のある患者のケアについて，医師・看護師・呼吸療法士への教育に力を入れている。集中治療における統合的アプローチの有効性について強い信念をもつとともに，生理学の理論を念頭に，思い込みに対して常に疑問を投げかけている。
　サウスカロライナ州コロンビアにて，妻と3人の子供，2頭のセントバーナード犬と一緒に，約60,000匹の蜂を養蜂しながら暮らす。マウンテンバイク，カヤック，ラクロス，そして家族での「冒険」を楽しんでいる。

訳者/田中 竜馬（たなか りょうま）

　Intermountain LDS Hospital 呼吸器内科・集中治療科医師。ICUメディカルディレクター。
　京都大学医学部を卒業。沖縄県立中部病院にて初期研修ののち，St. Luke's-Roosevelt Hospital Centerにて内科研修，ユタ大学にて呼吸器内科・集中治療科フェロー。亀田総合病院 呼吸器内科および集中治療科 集中治療室室長を経て現職。米国内科専門医，米国呼吸器内科専門医，米国集中治療専門医である。
　米国で臨床医療とベッドサイド教育に従事し，ときに研修医を凌ぐ長時間勤務を行うかたわら，合間を縫って年に数度，日本に帰国し，「集中治療クラブ」の主任講師として集中治療や呼吸管理についての教育的イベントを開催。また『人工呼吸に活かす！　呼吸生理がわかる，好きになる』（著），『Dr.竜馬の病態で考える人工呼吸管理』（著），『Dr.竜馬のやさしくわかる集中治療』（著），『竜馬先生の血液ガス白熱講義150分』（著），『集中治療999の謎』（編），『ヘスとカクマレックのTHE人工呼吸ブック』（訳）など，多数の著作物を発表している。

人工呼吸器の本 エッセンス　　　　　定価：本体2,000円＋税
2018年2月22日発行　第1版第1刷 ©
2018年5月16日発行　第1版第2刷
2020年4月22日発行　第1版第3刷

著　者　ウィリアム・オーウェンズ

訳　者　田中 竜馬
　　　　　たなか　りょうま

発行者　株式会社 メディカル・サイエンス・インターナショナル
　　　　代表取締役　金子 浩平
　　　　東京都文京区本郷1-28-36
　　　　郵便番号113-0033　電話(03)5804-6050
　　　　　　　　印刷：日本制作センター／ブックデザイン：文京図案室
　　　　　　ISBN 978-4-89592-908-0　C 3047

本書の複製権・翻訳権・上映権・譲渡権・貸与権・公衆送信権（送信可能化権を含む）は(株)メディカル・サイエンス・インターナショナルが保有します。
本書を無断で複製する行為（複写，スキャン，デジタルデータ化など）は，「私的使用のための複製」など著作権法上の限られた例外を除き禁じられています．大学，病院，診療所，企業などにおいて，業務上使用する目的（診療，研究活動を含む）で上記の行為を行うことは，その使用範囲が内部的であっても，私的使用には該当せず，違法です．また私的使用に該当する場合であっても，代行業者等の第三者に依頼して上記の行為を行うことは違法となります．

　　　　JCOPY〈出版者著作権管理機構 委託出版物〉
本書の無断複製は著作権法上での例外を除き禁じられています．
複製される場合は，そのつど事前に，出版者著作権管理機構
（電話 03-5244-5088, FAX 03-5244-5089, info@jcopy.or.jp）
の許諾を得てください．